大医传承文库·名老中医经验传承系列

U0652086

刘燕池经验传承
——圆机活法辨治疑难杂症

主　编　刘燕池　马淑然

全国百佳图书出版单位
中国中医药出版社
·北 京·

图书在版编目（CIP）数据

刘燕池经验传承 ：圆机活法辨治疑难杂症 / 刘燕池，
马淑然主编 . -- 北京 ：中国中医药出版社，2025. 7.
（大医传承文库）.
ISBN 978-7-5132-9525-3

I. R249.7

中国国家版本馆 CIP 数据核字第 20255FT757 号

中国中医药出版社出版

北京经济技术开发区科创十三街 31 号院二区 8 号楼
邮政编码　100176
传真　010-64405721
廊坊市佳艺印务有限公司印刷
各地新华书店经销

开本 710×1000　1/16　印张 11.75　字数 180 千字
2025 年 7 月第 1 版　2025 年 7 月第 1 次印刷
书号　ISBN 978 - 7 - 5132 - 9525 - 3

定价　49.00 元
网址　www.cptcm.com

服 务 热 线　010-64405510
购 书 热 线　010-89535836
维 权 打 假　010-64405753

微信服务号　zgzyycbs
微商城网址　https://kdt.im/LIdUGr
官 方 微 博　http://e.weibo.com/cptcm
天猫旗舰店网址　https://zgzyycbs.tmall.com

如有印装质量问题请与本社出版部联系（010-64405510）

《刘燕池经验传承——圆机活法辨治疑难杂症》
编委会

《大医传承文库》
顾 问

顾 问（按姓氏笔画排序）

丁 樱	丁书文	马 骏	王 烈	王 琦	王小云	王永炎
王光辉	王庆国	王素梅	王晞星	王辉武	王道坤	王新陆
王毅刚	韦企平	尹常健	孔光一	艾儒棣	石印玉	石学敏
田金洲	田振国	田维柱	田德禄	白长川	冯建华	皮持衡
吕仁和	朱宗元	伍炳彩	全炳烈	危北海	刘大新	刘伟胜
刘茂才	刘尚义	刘宝厚	刘柏龄	刘铁军	刘瑞芬	刘嘉湘
刘德玉	刘燕池	米子良	孙申田	孙树椿	严世芸	杜怀棠
李 莹	李 培	李曰庆	李中宇	李世增	李立新	李佃贵
李济仁	李素卿	李景华	杨积武	杨霓芝	肖承悰	何立人
何成瑶	何晓晖	谷世喆	沈舒文	宋爱莉	张 震	张士卿
张大宁	张小萍	张之文	张发荣	张西俭	张伯礼	张鸣鹤
张学文	张炳厚	张晓云	张静生	陈彤云	陈学忠	陈绍宏
武维屏	范永升	林 兰	林 毅	尚德俊	罗 玲	罗才贵
周建华	周耀庭	郑卫琴	郑绍周	项 颗	赵学印	赵振昌
赵继福	胡天成	南 征	段亚亭	姜良铎	洪治平	姚乃礼
柴嵩岩	晁恩祥	钱 英	徐经世	高彦彬	高益民	郭志强
郭振武	郭恩绵	郭维琴	黄文政	黄永生	梅国强	曹玉山
崔述生	商宪敏	彭建中	韩明向	曾定伦	路志正	蔡 淦
臧福科	廖志峰	廖品正	熊大经	颜正华	禤国维	

《大医传承文库》
编委会

总 前 言

　　名老中医经验是中华医药宝库里的璀璨明珠，必须要保护好、传承好、发扬好。做好名老中医经验的传承创新工作，就是对习近平所提出的"传承精华，守正创新"的具体实践。国家重点研发计划"基于'道术结合'思路与多元融合方法的名老中医经验传承创新研究"项目（项目编号：2018YFC1704100）首次通过扎根理论、病例系列、队列研究及数据挖掘等定性定量相结合的多元融合研究方法开展名老中医的全人研究，构建了名老中医道术传承研究新范式，有效地解决了此前传承名老中医经验时重术轻道、缺乏全面挖掘和传承的方法学体系和研究范式等问题，有利于全面传承名老中医的道术精华。

　　基于扎根理论、病例系列等多元研究方法，项目研究了包括国医大师、院士、全国名中医、全国师承指导老师等在内的 136 位全国名老中医的道与术，在项目组成员的共同努力下，最终形成了系列专著成果。《名老中医传承学》致力于"方法学体系和范式"的构建，是该项目名老中医传承方法学代表作。本书首次提出了从"道"与"术"两方面来进行名老中医全人研究，并解析了道术的科学内涵；介绍了多元融合研究方法，阐述了研究实施中的要点，并列举了研究范例，为不同领域的传承工作提供范式与方法。期待未来更多名老中医的道术传承能够应用该书所提出的方法，使更多名老中医的道术全人精华得以总结并传承。《全国名老中医效方名论》汇集了 79 位全国名老中医的效方验方名论，是每位名老中医擅治病种的集中体现，荟萃了名老中医本人的道术大成。《走近国医》由课题组负责人、课题组骨干、室站骨干、研究生等组成的编写团队完成，阐述从事本研究工作中的心得体会，展现名老中医带给研究者本人的收获，以期从侧面展现名老中医的道术风采，并为中医科研工作者提供启示与思考。"大医传承文库·疑难病名老中医经验集萃系列"荟萃了以下重大难治病种著作：《脑卒中全国名老中医治验集萃》《儿科病全国名老中医治验集萃》《慢性肾炎全国名老中医治验集萃》《慢性肾衰竭全国名老中医治验集萃》《糖尿病全国名老中医治验集萃》《慢性肝病全国名老中医治验集萃》《慢性阻塞性肺疾病全国名老中医治验集萃》《免疫性疾病全国名老中医治验集萃》《失眠全国名老中医治验集萃》《高血压全国名老中医治验集萃》《冠心病全国名老中医治验集萃》《溃疡性结肠炎全国名老中医治验集萃》《胃炎全国名老中医治验集萃》《肺癌全国名老中医治验集萃》《颈椎病全国名老中医治验集萃》。这些著作集中体现了名老中医擅治病种的精粹，既包括学术思想、学术观点、临证经验，又有典型病例及解读，可以从书中领略不同名老中医对于同一重大难治病的不同观点和经验。在"大医传承文库·对话名老中医系列"中，我们邀请名老中医讲述成才故事、深入解析名老中医道术形成过程，让读者体会大医精诚，与名老中医隔空对话，仿佛大师就在身边，领略不同大医风采。"大医传承文库·名老中医经验传承系列"在扎根理论、处方挖掘、典型病例等研究结果的基础上，生动还原了名老中医的全人道术，既包含名老中医学医及从医过程中的所思所想，突出其成才之路，充分展现了其学术思想形成的过程及临床诊疗专病的经验，又讲述了名老中医的医德医风等经典故事，总结其擅治病种的经验和典型医案。"大医传承文库·名老中医带教问答录系列"通过名老中医与带教弟子一问一答的形式，逐层递进，层层剖析名老中医诊疗思维。在师徒的一问一答中，常见问题和疑难问题均得以解析，读者如身临其境，深入领会名老中医临证思辨过程与解决实际问题的思路和方法，犹如跟师临证，印象深刻、领悟透彻。"大医传承文库·名老中医特色诊疗技术系列"展示了名老中医的特色诊法、推拿、针灸等特色诊疗技术。

期待以上各个系列的成果，为读者生动系统地了解名老中医的道术开辟新天地，并为名老中医传承事业作出一份贡献。

以上系列专著在大家协同、团结奋斗下终得以呈现，在此，感谢科技部重点研发计划的支持，并代表项目组向各位日夜呕心沥血的作者团队、出版社编辑人员一并致谢！

总主编　谷晓红

2023 年 3 月

前　言

　　中医药学作为中华民族的瑰宝，承载着悠久历史积淀的医学智慧，其理论体系内涵丰富，临床经验系统翔实。名老中医药专家作为传统医学的传承者和实践者，其学术思想与临证经验是中医药知识体系中具有重要价值的学术资源。系统规范地传承名老中医药专家的学术精髓，并在遵循学科规律基础上开展创新发展，是当代中医药研究的关键课题。本书的编写即是对该领域的学术思考与实践探索。

　　本书依托国家重点研发计划——"基于'道术结合'思路与多元融合方法的名老中医经验传承创新研究"（2018YFC1704100）之课题六"名老中医经验研究与推广应用一体化平台构建"（2018YFC1704106），以首都国医名师刘燕池教授学术思想与临床诊疗经验为研究对象，从"道"与"术"两个维度展开深入研究。刘燕池教授作为当代中医界的杰出代表，其学术思想源于传统中医经典，且融汇了数十年的临床实践与理论创新，形成了独具特色的诊疗体系。本书旨在通过系统梳理刘燕池教授的学术脉络、精神境界、理论创新与临证技法，为后学者提供一份全面、翔实的传承资料。

一、道术结合：刘燕池教授经验传承的核心思路

　　"道"与"术"是中医传承中不可分割的两个层面。"道"是中医学的理论根基与哲学思想，体现了中医对生命、健康与疾病的整体认知；"术"则是具体的诊疗技术与方法，是"道"在临床实践中的具体运用。刘燕池教授的学术体系，正是"道术结合"的典范。他深谙《黄帝内经》《伤寒论》等经典理论，并在此基础上结合现代医学的发展，形成独特的学术观点。例如，他对"阴阳五行"理论的现代诠释，对"脏腑辨证"的灵活运用，对病因病机理论体系的层次划分，

以及对瘟疫理论中"寒疫""湿疫"的理论探索与临床应用，均体现了"道"与"术"的深度融合。本书通过扎根理论的研究方法，对刘燕池教授的学术思想进行系统挖掘，力求还原其理论体系的完整性与逻辑性。

二、学术传承与医德修养：大医精神的体现

刘燕池教授的学术传承不仅体现在技术层面，更蕴含于其精神境界与医德风范之中。刘燕池教授师承名家，其学术脉络清晰可循，但并未局限于门户之见，而是以开放包容的态度汲取各家之长。他常言："医者仁心，以患者为本。"这种以患者为中心的行医理念，正是中医"大医精诚"精神的生动体现。本书通过访谈、案例分析与文献整理，展现刘燕池教授在医德修养、治学态度与临床决策中的品格，希望为后学者提供参考。

三、理论创新与临证技法：大医之术的精华

刘燕池教授在数十年的临床实践中总结出一系列独具特色的诊疗技法与理论创新。例如，在治疗慢性病时注重"调畅气机"，对于妇科疾病强调"肝脾同治"，治疗疑难杂症善用"扶正祛邪"等。这些经验不仅丰富了中医学理论体系，而且为临床实践提供了切实可行的指导。本书精选刘燕池教授的典型医案，通过详细解析其辨证思路与用药特点，帮助读者深入理解其学术精髓。

四、传承与创新：中医药发展的未来方向

中医药的传承不能止步于经验的简单复制，而应在继承的基础上实现创新。刘燕池教授的学术体系，正是传统理论与现代实践相结合的产物。本书的编写，不仅是对刘燕池教授学术经验的总结，更为后学者提供"道术结合"的研究范式，推动中医药经验传承的科学化与规范化。

本书的完成，得益于课题组成员的共同努力，也得益于刘燕池教授及其弟子的无私支持。在此，我们向所有为本书付出心血的人士致以诚挚的谢意。希望本书能为中医药的传承与发展贡献一份力量，也期

待更多学者与临床工作者加入刘燕池教授经验研究的行列，共同推动中医药事业的繁荣与进步。

编者谨识

2025 年 4 月

目　录

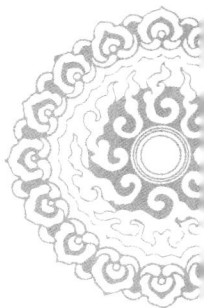

下篇　大医之术

上篇　大医之道

刘燕池（1937—2023年），男，北京中医药大学教授、主任医师、临床硕士研究生导师、博士研究生导师、博士后学术经验传承合作导师。1962年毕业于北京中医学院，师承清太医院御医韩一斋传人北京名医刘奉五。第三批、第四批全国老中医药专家学术经验继承工作指导老师，北京市中医管理局"刘燕池名医传承工作站"主持人、全国名老中医药专家传承工作室"刘燕池传承工作室"主持人、北京中医药大学"名医工程""刘燕池名医工作室"主持人，北京中医药大学研究生院博士后流动站导师。曾任北京中医药大学基础医学院院长、北京中医药大学中医基础理论研究所所长14年。从1992年起享受国务院政府特殊津贴。1994年荣获国家教育委员会科技进步奖三等奖，1995年荣获国家中医药管理局颁发的全国中医药宣传先进个人奖，1997年荣获北京市先进教育工作者称号。1998年底被聘为北京中医药大学基础医学院顾问。2007年荣获北京市高等教育精品教材奖，2013—2015年担任国家中医药管理局师承博士后老师。荣获国家人事部、卫生部和国家中医药管理局颁发的荣誉证书。其传记载入《中国中医名人词典》（1991年版）和英国剑桥《世界名人传记词典》（1994年第23版）。2017年获得第三届"首都国医名师"称号。

刘燕池教授从事中医基础教学和临床60余年，在中医理论和临床领域均卓有建树，多次参与《中医基础理论》教材编写，其中2002年担任21世纪高等医学院校教材《中医基础理论》主编，2005年担任《中医基础理论：北京市高等教育精品教材立项获奖教材》的主编，亦在《中国医学百科全书》中医基础理论卷等著作中担任主编、副主编或协编工作，系统构建和完善了中医理论体系，受到国内外同道的肯定和赞誉。出版《中国传统医学精要》（美国哥伦比亚大学出版社）、《详解中医基础理论》（日本东洋学术出版社）、《中医基础学》和《中医辨证论治概要》（中国台湾志远书局）、《中医基础理论》（北京市高等教育立项获奖教材）等论著44种。发表《肾变期肾炎治疗报告》《冠心病心绞痛治验》《五行的制化和胜复》及《试论气化学说的内涵、外延和应用》等论文60余篇。近年出版的《刘燕池基础理论讲稿》、中医药学高级丛书《中医基础理论》和专著《刘燕池医论证治选》（均由人民卫生出版社出版），是对其理论整理和临床经验进行的阶段总结。

第一章 精神境界

人无精神则不立，国无精神则不强。名老中医药专家内在的文化精神实为中医学科的风骨根基，中医药历经千年仍葆生机，既因其承袭了文化精神的特质与内核，亦因始终呼应广大人民群众的健康诉求。中医先辈始终聚焦生命本体，秉持以人为本的有机整体观，遵循生命内在的阴阳转化规律，而非以分裂的眼光将两者切割对立，兼容并蓄主体与客体、精神与肉体的辩证关系。人体与天地相参相应，在自然法则中实现相互补充，臻于和谐圆融的天人合一之境。历代中医人通过勇担时代责任，发扬中医文化精神与实践智慧造福苍生。刘燕池教授的精神境界可从价值观念、思想品德、文化精神三方面体现。

第一节 价值观念

医生的价值观不仅体现在中医诊疗上，还体现在其社会观、人生观与教育观中，正确的价值观有利于坚持中医药文化发展方向。中医人培育价值观是对中华文明智慧、哲学思想和道德情操的传承，它决定着行业的发展方向与奋斗目标。在正确价值观指导下学习并传承名老中医药专家的优秀理念，有助于培养"医者仁心"的精神，增强医生的社会责任意识和奉献精神。

一、仁心仁术

为医之道，仁心为要。仁心仁术是医者受患者尊敬的基础，是优秀中医的灵魂。在漫长的历史长河中，历代大家无不以仁心为立足之本，医德与医术水平相辅相成。《礼记·中庸》曰："仁者人也，亲亲为大。"在中医诊室，刘燕池医师是一位受广大患者爱戴的银发老中医；于课堂，刘燕池教授是被广大学子推崇的良师益友。

1937年出生的刘燕池教授投身中医高校教学、医疗、科研工作60余年，传道解惑而乐此不疲。作为1962年首届毕业于北京中医学院中医系的高材生，他被派遣至内蒙古医学院中医系从事《黄帝内经》的教学工作，在繁忙的授课任务之余还需在内蒙古医学院附属中医医院主管第二病房的50张床位，从事内科和妇科临床工作。

教学上，刘燕池教授于1963—1965年主讲内蒙古医学院中医系本科3个班次的内经课程。为圆满完成授课任务，初出茅庐的刘燕池教授借助其恩师王玉川教授提供的北京中医学院1962年级讲稿，顺利完成教学任务，开启《黄帝内经》研究之门径，并奠定课堂讲授终生精彩之基础。在内蒙古医学院教授内经课程一段时间后，刘燕池教授调回北京中医药大学，传道授业直至1997年退休。退休后，刘燕池教授开始编撰书籍，研究经史，博览群书，立志为中医发展作出贡献。

临床中，1963年7月，51岁患者赵某因四肢突发出血性红斑入院，既往有过敏性紫癜发作史，服西药20余分钟后反见出血性红斑数块，瘙痒难忍，局部灼热，随后出血斑逐渐增多，遍及双下肢及双上肢，伴全身不适、发热、烦躁、坐卧不宁等症。患者舌苔薄白，舌质绛赤，脉弦滑而数。刘燕池教授四诊合参，辨证属阴虚血分蕴热。盖血属阴而主静，血热妄行则流溢肌腠皮肤之间，瘀血不散阻滞脉络，故见血斑遍及四肢，发为肌衄。瘙痒属风象，证属阴虚血热、风毒留于肌腠。予清热凉血解毒兼祛风方剂。患者服药5剂后，诸症基本痊愈，四肢红斑消退，遗留灰褐色色素沉着，新斑未发，瘙痒消除，饮食、二便正常，遂出院。

二、以人为本

刘燕池教授常言，中医治疗的是人，天人相应视域下的人体生理病理与地域、气候、人文、时间等因素均息息相关，治病不能只见树木不见森林，要有整体思维。人生于天地之间，生命活动与天地变化紧密相关。人研究天地，既非单纯立足天之维度，亦非片面着眼地的视角，而是秉持以人为本的立场。"以人为本"，立足此根本开展研究，正是中医基础理论的特色，以此为基础诸多问题便可迎刃而解。

临床上，在患者求诊过程中，刘燕池教授除询问病情外，还注重了解患者的生活状况、情绪状态、运动习惯及婚姻情感情况。刘燕池教授认为，情绪波动、运动方式及婚姻情感状况均与个体疾病成因密切相关，这些既是生活状态的重要构成，亦是致病因素的关键影响要素。他常详细记录患者籍贯，如河南濮阳患者标注"濮阳"，安徽安庆患者标注"安庆"，体现因地制宜的诊疗理念。临床诊疗时，刘燕池教授常结合地域特点分析疾病分布，如指出河南地区因饮食习惯偏咸导致胃癌发病率较高，西北地区因体检普及率较低致使恶性肿瘤早期检出率偏低而易进展至晚期。针对不同季节就诊患者，刘燕池教授会依据四时阴阳消长及五运六气变化规律调整治则方药。

临床治疗应以人为本，因人、因时、因地制宜，竭尽所能减轻患者病痛，恢复其劳动能力，提高患者生活质量和家庭幸福感。

三、大医精诚

《孟子·离娄上》曰："诚者天之道也，思诚者人之道也。"刘燕池教授临诊强调"诚"，他认为诚有两层含义：首先是对己诚，行医需端正本心；其次是对患者诚，以诚相待方能不负信任。患者以性命相托，医者需诚心施救。《大医精诚》言："凡大医治病，必当安神定志，无欲无求，先发大慈恻隐之心，誓愿普救含灵之苦。"精诚所至，金石为开。医者持此诚心临证，自可游刃有余。刘燕池教授幼承庭训，深受父亲行医济世之风熏陶，对其从医志向产生深远影响。临证之时，刘燕池教授心无旁骛，不逐外物，唯专注眼前患者与疾病，诊治过程全神贯注，虽未形于色，然心怀慈悲，悯患者之苦，此乃历经万千疾苦而葆仁心所致。

第二节　思想品德

中医自古以来就对医生的品德有着严格要求，可以说在一定意义上医者的品德高度决定其职业高度。孙思邈在《大医精诚》中对医生品德做出规范和要求，其中所阐述的高尚品德被后世医家奉为圭臬。大医高尚的品德修养需要被挖掘整理并加以继承，青年中医欲获得进步仍需从提高个人品德修养方面入手。刘燕池教授无论为医者还是为师者，都始终坚持以人为本的高尚品德。他对所有患者一视同仁，以生命至上和普同一等的精神面对患者，理解同情每一位患者。

一、爱岗敬业

医生以救死扶伤为天职。刘燕池教授在 84 岁高龄的情况下，始终坚持在临床一线工作，致力于为来自全国各地求医问药的患者解决病痛，坚持每周 4 个半天的出诊量，风雨无阻，节假日照常出诊。刘燕池教授医德高尚，在面对家庭困难的患者时，会尽量在保证疗效的基础上降低药物费用，为患者提供较高性价比的服务。面对从全国各地而来的求医患者，刘燕池教授看诊全程态度温和，仔细询问病史症状，详细诊察，组方搭配全面严谨。在数十年的临床工作中，刘燕池教授爱岗敬业、勤求善学、孜孜不倦钻研中医学；他心系患者，以救死扶伤为己任，不论风霜雨雪或身体不适，始终坚守岗位，从不停诊。诊治时聚精会神，心无杂念，一心为患者着想，在患者群体中收获良好口碑。刘燕池教授住院治疗期间，仍牵挂患者病情，心心念念未完成的书稿，其爱岗敬业精神堪称楷模。

在当前党和国家高度重视中医药发展的形势下，中医药事业面临重大发展机遇的同时，也需应对诸多挑战。古语云："胸有凌云志，敢为天下先。"敢为天下先，是开拓者的进取精神，是奉献者的无私品格，更是践行者的责任担当。正是秉持对中医药事业的执着追求，刘燕池教授始终以耄耋之躯坚守岗位，持续为中医药传承发展贡献力量。

二、对外感热病的认识

刘燕池教授基于多年治疗经验对外感热病提出新见解。他指出，外感热病自古在国内外均曾大规模暴发。对于瘟疫的分类，中医学有丰富而深刻的认识，主要分为温疫、寒疫、湿疫三类。单纯寒湿证型临床较为少见。因此，外感热病发展至中后期，主要属气分、营分证候，呈现伤阴及肺阴大虚之象，少数病例兼见卫分与血分证候。

刘燕池教授认为，关于临床治疗的用方，既然是温疫，无论是寒疫还是湿疫，对热性体质而言，最终都容易化热，均应按温疫的思维考虑，共分6点。

第一点：清热解毒。忍冬藤 30~60g，连翘 15g，蒲公英 30g，紫花地丁10g。

第二点：清气分热，即清肺，麻杏石甘汤可选用。蜜麻黄 9~15g，生石膏 30~50g，杏仁泥 10g，生甘草 6g。

第三点：清热凉营。药用牡丹皮 15g，紫草 30g，青黛 6~10g。

第四点：养阴润肺益胃。主要使用沙参 9~15g，麦冬 6~12g，石斛6~12g。

第五点：健脾益气兼化湿。炒苍术 10~15g，炒山药 30g，黄连 6g。

第六点：益气补肺或补气益肺。生黄芪 15~30g，党参 10~15g 或西洋参10g（单煎），升麻 3~6g。

三、守正创新

刘燕池教授非常注重中医的"守正"，早在参编《中国医学百科全书》中医基础理论卷时，就纠正了许多概念紊乱和讹误，规范了名词术语的概念与内涵。他强调,所谓守正是传承的基础,重视中医学术的传承需守正。刘燕池教授在遍阅典籍、深入思考的同时,确立、完善并发展了中医基础理论体系,特别补充撰述了病机与运气章节,使中医学框架结构更为完整,诸多中医概念及名词内涵亦得到扩充与发展。这对中医学术的"守正"发展至关重要。若传承不能"守正",所谓"创新"便成无根之水。因此,中医学术创新须以守正为前提,而仅守正无新思维、新方法与手段,亦难实现创新。唯有将两者有机结合,在守正中发展创新,于创新时不离守正,方能推动学术持续发展。

在当今强调中西医结合的背景下,刘燕池教授对中医未来如何创新发展也有自己的见解。他指出中西医是两大医学流派,西医起源于近代,是从显微镜开始的,受还原论思想影响,更注重实体、分析、还原,强调特异性病因、特异性病位和特异性治疗;中医起源于古代,是从哲学开始的,更注重关系、整体、系统,强调辨证求因、功能定位,以及整体、动态、关系调节和自主调节。中医重视"形而上"的研究,西医重视"形而下"的研究,中西医是一河之两端。虽然两者在观念、理论方法、治疗手段上不同,但研究对象同为人体,必有共通之处。因此,他主张在近代中医汇通、现代中西医结合基础上实施衷中融西,提倡中西医相融互补,通过相互借鉴提高临床水平,认为充实发展中医理论体系是 21 世纪中医药现代化之必需。衷中融西、提升中医药理论体系与临床水平,应成为当代及后世医者的历史责任。

第三节 文化精神

一、医易汇通

在刘燕池教授的成长经历中,艺术修养与医学专业存在显著互补关系,艺术文化对医者人文素养的提升具有重要作用。从刘燕池教授的成长历程可见，在新时代中医学人才培养背景下，艺术素质教育展现出蓬勃生命力及不可替代的学科价值。艺术教育能增强医学生对生命之美的认知与尊重，有助于培育学生健康丰富的情感世界，提升其思维、想象与创造能力，改善学生未来工作的情绪状态与行为模式。

刘燕池教授之父刘玉初先生亦为著名中医，除习医外，曾就读于北平艺专国画班，师承画家齐白石，颇受器重。齐白石赠刘玉初诗云："偶写梅花江岸春，最难摹仿得传神，吾门门客三千辈，愿汝终生做替人。"刘玉初医术精湛，承齐白石丹青真传，于国画艺术造诣深厚，堪称医艺兼通。在家庭熏陶下，刘燕池教授自幼酷爱艺术，初中 3 年级时加入中央人民广播电台"每周一歌"10 人教唱小组，1954 年春至 1956 年秋参加中央人民广播电台学生广播合唱团，任组织部部长及男高音声部长，获系统音乐训练。1959 年由集体作词、刘燕池教授谱曲之节目《红色小中医》，入选当年北京市大学生文艺汇演 18 个优秀节目，演出团队于人民大会堂汇报演出。该作品发表于《北京歌声》（1959 年）"爱唱的歌"专栏。刘燕池教授毕生融艺术于医学，焕发独特生命力，常与师生、患者探讨戏曲，其艺术修养对医术精进颇有裨益。刘燕池教授尝自谑："嘿，你说刘燕池这老头，除了看病、教学，竟然还会唱戏。"

二、博采众家

刘燕池教授长期从事中医理论的整理研究与临床工作，在中医理论方面造诣精深，临床治疗经验丰富，尤注重中医理论对临床指导意义的研究。刘燕池教授对金元时期医家的学术思想及临床特点研究着力颇深，在其主编的北京市高等教育精品教材《中医基础理论》中，以唯物史观为出发点，全面分析金元时期代表医家所处的历史环境，深入阐释其学术思想，以医家学术观点替代历版教材沿用的"寒凉派""攻下派""补土派""滋阴派"等表述，客观呈现了当时学术争鸣对后世中医发展的影响。在研究金元时期医家学术特点与临床经验时，刘燕池教授强调需立足历史背景，结合医家学术渊源与时代环境，联系当代社会生活方式与思维观念变迁，系统分析每位医家的学术特色与历史局限，方能有效借鉴其学术思想与临证经验。如金元时期医著需结合特定历史背景与学术风气，因战乱频仍且寒凉药物盛行，李东垣《脾胃论》应时而生；后因温补过度之弊，攻邪学派遂应运而起，此类例证不胜枚举。

丹溪学说对元明时期医学影响巨大，故刘燕池教授临证之际对金元医家朱丹溪的治疗思想发挥尤著。《四库全书总目提要·医家类》指出："观戴良作朱震亨传，知丹溪之学与宣和局方之学争也。"《太平惠民和剂局方》提要亦云："是此书盛行于宋、元之间，至震亨局方发挥出，而医学始一变也。"明代医家虞抟所著《医学正传》自序云："夫医之为道……其可以万世法者，张长沙外感，李东垣内伤，刘河间热证，朱丹溪数者而已。然丹溪实又贯乎诸君子，尤号集医道之大成者也。"李中梓《医宗必读·四大家论》载："如仲景张机、守真刘元素、东垣李杲、丹溪朱震亨，其所立言，医林最重，名曰四大家，以其各自成一家言。总之阐《内经》之要旨，发前人之未备，不相庶抬，适相发明也。"何梦瑶《医碥·凡例》谓："河间言暑火，乃与仲景论风寒对讲；丹溪言阴虚，乃与东垣论阳虚对讲，皆以补前人所未备。"刘燕池教授于博采众家基础上，倡丹溪学派之要义在其治疗思想对现代疾病的指导作用。除丹溪学说外，刘燕池教授临证常遵叶天士卫气营血辨证，以《温热论》指导临床，将血液病、皮肤病等纳入卫气营血辨证体系，善用犀角地黄汤、玉泉散等方诊治。叶天士养生理论亦为刘燕池教授奉为圭臬。叶天士精研医术，尤重防病养生，主张"未病先防"。其养生防病理论要旨如下：首重食疗，谓"病从口入"，平素饮食关乎养生至要，尤倡中老年脾胃虚弱者以食代药，食疗不愈方用药；次主适度药膳，强调据体质特征酌补以强身，然力戒过度进补，谓"过补反为害"。

《伤寒论》作为历代医家推崇备至、影响深远的经典著作，刘燕池教授临证时自然也非常重视其思想。有趣的是，刘燕池教授门诊时除应用《伤寒论》思想治病外，还常给学生讲授张仲景任长沙太守的缘由及轶事。刘燕池教授虽已年过八旬，门诊时仍不失风趣幽默，古今中外奇闻轶事、典籍典故信手拈来，令人钦佩不已。

三、薪火相传

刘燕池教授于 2011 年受国家中医药管理局批准成立"全国名老中医药专家刘燕池传承工作室"，2013—2015 年担任国家中医药管理局师承博士后教师，培养出多名科研骨干及教授级高徒。刘燕池教授在培养学术传承人时，首先注重学生品德修养，以深厚学识启迪学子，临床实践中常言"我这里没有秘方，你们都可以抄"，倾囊相授毫无保留。他树立典范，悉心栽培每位弟子，扶持其成才，教导"医者仁心、大医精诚、生命至上、普同一等"，强调对待患者不可有等级贵贱之分。其次注重培育匠人精神，要求处方务必精益求精，教导学生去伪存真、去粗取精，开方前须三思：此味药是否必需？可否删减？坚持可不用之药绝不妄添，切实减轻患者负担。再次体现为无私奉献，刘燕池教授将毕生临床经验悉数传授，通过疗效验证与案例研讨指导学位论文。作为德高望重的前辈，其弟子皆成栋梁之材，在育人方面，刘燕池教授可谓殚精竭虑。实践证明，这些培养方法成效显著，弟子成就斐然。刘燕池教授主张名师高徒模式是中医传承的有效途径，尤应重视博士后培养，倡导创新传承形式，强化跟师实践，践行"早临床、多跟师"理念，贯彻"纸上得来终觉浅，绝知此事要躬行"的育人思想。除学术传承外，刘燕池教授更关怀学生成长，常叮嘱："我这不缺人干活，你忙完自己的事再来。"唯恐学生因跟诊影响课业、学习与工作，其谆谆教诲、慈爱胸怀令人感怀至深。

传承年历：

于 2002 年和 2007 年被评为第三批、第四批全国老中医药专家学术经验继承工作指导老师，培养出两批教授级继承人。

2009 年成立"北京市 3+3 人才培养刘燕池名医传承工作站"。

2011 年，全国名老中医药专家传承工作室刘燕池传承工作站获准成立。

自 2012 年，批准建立北京中医药大学名医工程"刘燕池名医工作室"，被评为北京中医药大学研究生院博士后流动站名老中医药专家学术经验继承合作导师。

2013—2015 年，担任国家中医药管理局师承博士后老师。

截至 2021 年，临床师承团队共培养出如下人员。

1. 学术传人：马淑然、张保春、邢兆宏、郭健、范璐、刘研、肖延龄。

2. 硕士研究生：蒋燕、吴欣欣、王洪飞、戴毅、蒋云娜、牛欣。

3. 博士研究生：张沁园、马淑然、刘晓燕、邱雅昌、马晓彤、吴同玉、牛欣。

4. 博士后：郭健。

5. 徒弟：徐雅、许筱颖、田甜、王乐鹏、秦子舒、苏薇。

教书育人其实和种树很像，无怪乎人们称老师为园丁。种下一颗种子，浇水培育几十年，种子长成小树，便回过头来反哺大树。刘燕池教授的弟子如今皆可独当一面，他们继续收徒，将刘燕池教授的学术思想和临床经验代代相传，薪火相承。

第二章　理论创新发挥

第一节　确立中医基础理论"四观"

中医学是一个极为广博的医学理论体系，其虽以人体为主要研究对象，但将人体视为自然界整体的一部分，并非孤立地研究人体，而是将其置于自然界的整体运动与动态平衡之中进行探究。因此，在中医学理论体系中，综合运用了与人体相关的各门自然科学知识。无论中医学的生理、病理、诊断、治疗、药物等各方面，均渗透着古人对天文、气象、历算、地理、生物、物理、心理及哲学的理解。

哲学是关于世界最一般运动规律的科学。中医学理论体系在创建时，直接大量吸收了当时的哲学成果。如中医学的"阴阳""五行""形神""精气"等概念，原本属于古代哲学范畴，应用于医学领域后，经过发展，演变为具有特定医学内涵的中医学术语。由此使中医学沿着正确方向持续发展至今，形成具有整体观念和辨证论治特征的医学理论体系。

中医学的哲学基础，即古代的唯物论和辩证法，主要体现在唯物观、恒动观、辩证观和整体观四个方面。

一、中医学的唯物观

辩证唯物主义认为，承认世界的物质性是一切科学研究的前提。物质是第一性的，精神是第二性的，物质决定精神，而精神则是物质的反映，这是

13

哲学的基本问题。中医学对于物质世界、生命起源、形体和精神的关系，以及疾病的成因等医学重大问题，均做出了唯物主义的论述。

关于物质世界的认识，中医学首先认为世界是物质的，并认为"气"是物质世界的本原，物质世界乃是阴阳二气相互作用的结果，世界万物皆由"气"所构成。如《素问·天元纪大论》云："在天为气，在地成形，形气相感而化生万物矣。"《类经·摄生类》亦指出："生化之道，以气为本，天地万物，莫不由之。"故《素问·气交变大论》言："善言气者，必彰于物。"古代医家既将"气"视为一切物质形体的基础，自然亦将"气"认定为物质实体，并将物质世界阐释为连续性之"气"与离散性之"形"的统一。由此将中医学基本理论奠基于唯物论基础之上。

中医学认为物质世界是在阴阳二气作用的推动下滋生、发展的，而木、火、土、金、水五种基本元素是构成物质世界不可或缺的组成部分，这是我国春秋时期已存在的朴素唯物元素论观点。因此，我国最早的阴阳五行学说属于物质概念范畴。如"阴阳者，万物之能始也"（《素问·阴阳应象大论》）、"人生有形，不离阴阳"（《素问·宝命全形论》）、"故先王以土与金木水火杂，以成百物"（《国语·郑语》）、"天生五材，民并用之，废一不可"（《左传·襄公》）。此处"五材"即指五行，表明古代学者认为世界万物由阴阳二气与五行等物质构成。

人也是物质的，人禀天地之气而生。如《素问·阴阳应象大论》说："天有精，地有形……故能为万物之父母。"《素问·宝命全形论》又说："天覆地载，万物悉备，莫贵于人。""人以天地之气生，四时之法成。"意思是说，宇宙之间充满着无数物质体，人是万物之一，而包括人在内的这些物质体都是宇宙自然界本身的产物，人在万物之中又是最可宝贵的物质体。可以看出，这不但对人和万物的性质及区别有了一定认识，而且已初步认识到生命（人）起源于非生命物质（天地之气），只是人比普通的生命物质体更为高级而已。

中医学认为人体主要由精、气等物质构成，这在《黄帝内经》中亦有诸多论述，如"人始生，先成精"（《灵枢·经脉》）、"常先身生是谓精"（《灵枢·决气》)、"夫精者，身之本也"（《素问·金匮真言论》）、"肾者主水，受五脏六腑之精而藏之，故五脏盛乃能泻"（《素问·上古天真论》）。说明"精"有先天与后天之分，先天之精即生殖之精，禀受于父母，是构成机体具有生命活力的原始物质；后天之精来源于饮食水谷之化生，经血液运行而达周身，以营养脏腑组织及形体。先天之精藏于肾，并持续获得后天之精充养，从而成为机体生命活动的物质基础。

同时，中医学认为精能化气，故"气"也是构成机体和维持生命活动的物质之一。如《素问·阴阳应象大论》指出"形食味，化生精""精化为气""气生形"。《素问·调经论》亦说："上焦开发，宣五谷味，熏肤、充身、泽毛，若雾露之溉，是谓气。"说明"气"在机体内的客观存在是通过脏腑组织的不同功能活动反映出来的，中医学以气的运动变化阐释人体的生命活动。根据人体"气"分布部位及作用差异，将其区分为元气、宗气、营气、卫气及脏腑之气等。

关于人的形体和生命活动（神）的关系，中医学也做出了正确的唯物解释。如"生之来，谓之精"（《灵枢·本神》），此"生"，即指生命活动。"两精相搏谓之神"（《灵枢·本神》）、"神者，水谷之精气也"（《灵枢·平人绝谷》）、"气和而生，津液相成，神乃自生"（《素问·六节藏象论》）等，即说明了"神"是由精气所产生的，初步肯定了精神活动是离不开物质基础"精气"的。人之形体和精气等物质是第一性的；生命活动和精神意识思维活动是第二性的，故人的精神活动往往随着精气的盛衰而变化。

中医学的形神关系，强调"形与神俱"（《黄帝内经素问遗篇·刺法论》），形神统一。"形"是基础，是根本，"神"是生命活动的表现，神不能脱离形体而单独存在。有形体才能有生命，有生命才能产生精神活动和具备生理功能。而人之形体又须依靠摄取自然界的一定物质（水谷精气）方能生存。《素问·八正神明论》指出："血气者，人之神。"这进一步说明神的物质基础是气血，而气血则是构成形体的基本物质。反之，人体脏腑组织的功能活动，以及气血的营运等，又必须受"神"的主宰。这种形与神相互依存、不可分割的关系，即称为"形与神俱"。形乃神之宅，神乃形之主，无神则形不可活，无形则神无以附，两者相辅相成，是生命活动存在的根本保证。

精神活动的高级形式是思维。《素问·灵兰秘典论》云："心者，君主之官也，神明出焉。"《灵枢·五色》载："积神于心，以知往今。"即指心（包括脑的功能）为思维之官。《灵枢·本神》言："所以任物者谓之心，心有所忆谓之意，意之所存谓之志，因志而存变谓之思，因思而远慕谓之虑，因虑而处物谓之智。"此乃阐释思维过程。"任"即承担、接受之意。所谓"任物"，即心（脑）通过感官感知外界事物，产生感觉作用，并由此形成意、志、思、虑、智等认知与思维活动，其过程逐级递进。然自"任物"至"处物"，皆不可脱离"物"。人虽禀天地之气而生，然物质世界独立于人之意识而存在，故"任物"实为对外界事物之反映。"物"不因"心"之存亡而消长，"心"仅具反映外界事物之功，此亦属唯物论反映论之认知。

二、中医学的恒动观

中医学对物质世界的认识始于自然现象，古人通过长期观察与验证，逐步认识到宇宙自然界的一切事物（包括人在内）均处于永恒的运动变化之中，由此建立起认识和分析事物发展变化的"恒动观念"。

关于宇宙自然界的运动，古人已经认识到大地是循着一定的规律在不停运行着，如《素问·五运行大论》说："动静何如？……岐伯曰：上者右行，下者左行，左右周天，余而复会也。""地之为下否乎？……岐伯曰：地为人之下，太虚之中者也……帝曰：冯（凭）乎？……岐伯曰：大气举之也。"明确指出宇宙自然界处于不停运动之中，人类所赖以生存的大地亦非固定不动，而是凭借大气（可理解为太阳系的宇宙引力）的托举运行于太虚（宇宙）之中。天体右旋自东而西，大地左转自西而东，左右旋转而周行于太阳系之中，四时万物的变化皆由此而生。

例如，正是由于天体有规律的运动，自然界气候便发生节律性周期变化。如《素问·天元纪大论》所说："欲知天地之阴阳者，应天之气，动而不息，故五岁而右迁；应地之气，静而守位，故六期而环会，动静相召，上下相临，阴阳相错，而变由生也。"动与静是两种不同的运动形式，动固然是运动，静也是另一种形式的运动。天体属阳，故以五行之气运行于上，由土运而金运、而水运、而木运、而火运，一年一更替，有规律地运行无已，故谓之"五岁右迁""动而不息"。地体（地球本身）属阴，故以风、火、热、湿、燥、寒六气运行于下，每年以厥阴风木、少阴君火、少阳相火、太阴湿土、阳明燥金、太阳寒水为序，毫无错乱地运行着，这就是"六期环会，静而守位"。天之运、地之气永恒地有规律地运动，就成为自然界无穷变化的根源。

关于物质的运动形式，中医学概括为"升降出入"，即内在活动与内外交换两个方面。如《素问·六微旨大论》载："出入废则神机化灭，升降息则气立孤危。故非出入，则无以生长壮老已；非升降，则无以生长化收藏。"此论阐明物质世界中生、长、壮、老、已及生、长、化、收、藏等无穷变化，皆由升降出入运动所成。《读医随笔·升降出入论》云："人身肌肉筋骨，各有横直腠理，为气所出入升降之道，升降者，里气与里气回旋之道也；出入者，里气与外气相交接之道也。里气者，身气也；外气者，空气也。鼻息一呼，而周身毛孔皆为之一张，一吸而周身毛孔皆为之一翕，出入如此，升降亦然，无一瞬或停者也。"此乃前人对人体生理功能升降出入运动之科学论述，指明人体功能活动及内外气体交换瞬息不止，其理甚确。人体既如此，推及寰宇间无数物质体亦皆如是。故《素问·六微旨大论》谓："故无不出入，无不升降。化有小大，期有近远。四者之有而贵常守。"明示升降出入乃物质运动之普遍形式。凡具形体之物，虽因情状各异，其变化范围有广狭，运动时限有短长，然升降出入四式恒存。若无此运动，则物质体不复存在。故《素问·六微旨大论》复言："是以升降出入，无器不有。故器者生化之宇，器散则分之，生化息矣。"此处"器"即指物质体。是以事物之运动乃连续不绝、无终无极、永恒不息者。《素问·六微旨大论》更指出："成败倚伏生乎动，动而不已，则变作矣。帝曰：有期乎？有期乎？岐伯曰：不生不化，静之期也。"此谓唯永恒运动方使物质变化发展永无止境，若绝对静止，则生机断绝，物质本体亦不复存焉。

永恒运动的物质世界，其发展变化虽然是极其复杂的，但中医学已明确指出了以下两点：一是事物的运动变化是可以认识的，故《灵枢·五音五味》提出"孰能明万物之精"，《灵枢·逆顺肥瘦》则认为"将审察于物而心生"；二是指出事物的运动变化有规律可循，如《素问·至真要大论》所言"物化之常"，"常"即规律。人通过认识和把握事物运动变化的规律，便可能动地改造物质世界，使其为人类服务。

三、中医学的辩证观

经过长期实践检验的中医学理论体系，在许多方面都体现出唯物辩证法的思想内涵。实践证明，中医学之所以具有生命力，就在于其理论体系是在古代唯物论和辩证法思想指导下逐步形成和发展起来的。

辩证法认为，一切事物都是对立的统一，"事物发展的根本原因，不在事物的外部，而在事物的内部，在于事物内部的矛盾性"（《矛盾论》）。中医学亦认为阴阳的对立统一乃是一切事物运动变化的根本原因。故《素问·阴阳应象大论》云："阴阳者，天地之道也，万物之纲纪，变化之父母，生杀之本始。"《素问·天元纪大论》指出："动静相召，上下相临，阴阳相错，而变由生也。"上之于下、动之于静、阴之于阳都各自有矛盾的对立面，但它们又都在相召、相临、相错的运动中统一起来，这种对立统一的运动是万事万物发展变化的根源，故称为"父母"或"本始"。又如五行学说的相生相克，同样具有对立统一的意义。相生，是相互资生和助长；相克，是相互制约和克服。没有相生，就没有事物的发生和成长；没有相克，就不能维持事物正常发展变化的协调关系。故《类经图翼》云："盖造化之机，不可无生，亦不可无制，无生则发育无由，无制则亢而为害。"这说明一切事物的运动变化都存在着相互资生、相互制约的对立统一关系，且只有生中有制，制中有生，相反相成，才能发展变化，运动不息。

中医学根据这种辩证法思想，首先认为人体本身就是一个有机的对立统一体。在正常生理情况下，这个统一体的内和外、脏和腑、气和血、物质和功能等，都处于相互联系、相互制约的相对平衡对立统一之中，从而维持着机体正常的生命活动。如《素问·金匮真言论》说："夫言人之阴阳，则外为阳，内为阴；言人身之阴阳，则背为阳，腹为阴；言人身之脏腑中阴阳，则脏者为阴，腑者为阳；肝心脾肺肾五脏皆为阴，胆胃大肠小肠膀胱三焦六腑皆为阳。"这说明人体的内和外、背和腹、五脏的藏精气和六腑的传化物，既是一阴一阳相互对立，又统一协调，发挥相反相成的正常生理作用。因此，人体正常的生命活动过程体现为阴阳两方面对立统一的协调状态，亦称为阴阳平衡。故《素问·调经论》说："阴阳匀平，以充其形，九候若一，命曰平人。"《素问·生气通天论》指出："阴平阳秘，精神乃治。"但这种平衡并非绝对，而是相对的动态平衡。一旦平衡遭到破坏且无法自行调节时，疾病便会发生。正如《类经》所言："两者不和，若春无秋，若冬无夏。"若发展到"阴阳离决"的程度，则"精气乃绝"，生命随之终结。

中医学认为任何疾病的发生和发展都离不开内因与外因两方面的相互作用，并强调内因在发病中的重要作用。如《素问·评热病论》载："邪之所凑，其气必虚。"《灵枢·五变》云："人之有常病也，亦因其骨节皮肤腠理之不坚固者，邪之所舍也，故常为病也。"这说明疾病的发生、发展是人体正气与邪气矛盾斗争的过程，是正气不能抵御邪气的结果。在正邪矛盾斗争中，中医学始终将正气置于主要矛盾地位，强调内因的作用，这与"内因是变化的根据，外因是变化的条件，外因通过内因起作用"（《矛盾论》）的科学论断相契合。同时，《素问·上古天真论》提出"虚邪贼风，避之有时"，《黄帝内经素问注证发微九卷·补遗》倡导"避其毒气"，表明中医发病学既重视内因，亦不忽视外因，符合辩证法的基本观点。

中医治疗疾病，主要在于解决疾病过程中的矛盾，调整内在的不平衡，使其在新的基础上恢复相对平衡。因而在治疗上特别强调辨别标本，治病必求其本。标和本是一组相对的概念，因具体患者、具体疾病的不同而各有所指。概括来说，在疾病的发展变化中，特别是复杂疾病，往往存在多种矛盾，其主要矛盾是"本"，次要矛盾是"标"。中医学所谓的"辨证求因""审因论治""治病求本"，就是强调治疗疾病先要解决主要矛盾，然后再解决其他次要矛盾。如治疗八法，即汗、吐、下、和、温、清、消、补，便是为解决疾病主要矛盾而设。中医方剂的组成原则强调"君、臣、佐、使",其中的"君"药便是解决主要矛盾的药物。这就是辩证法关于主要矛盾思想在中医治疗学中的体现。

此外,中医学还强调区别疾病矛盾的特殊性,如因人、因时、因地制宜地进行辨证论治,并根据疾病发生发展的共同性和特殊性,分别进行"异病同治"或"同病异治"等,无不体现辩证法的思想。同时,中医学也已经认识到矛盾对立的阴阳双方,可以根据一定条件向其相反的方面转化。如"四时之变,寒暑之胜,重阴必阳,重阳必阴。故阴主寒,阳主热。故寒甚则热,热甚则寒,故曰寒生热,热生寒,此阴阳之变也"(《灵枢·论疾诊尺》)、"寒极生热,热极生寒"(《素问·阴阳应象大论》)。其中的"重""甚""极",标志着古代医家对于转化的条件已具有初步认识。

中医学认为,人体生理、病理上的阴阳消长是量变与质变协同作用的过程,而病理过程中突发的阴阳转化属于量变积累达到质变的过程。阴阳消长与转化在临床疾病发展演变中具有普遍性。某些急性热病,如中毒性肺炎、中毒性痢疾,因热毒炽盛,临床表现为高热、面赤、脉数等阳热实证,此时明显处于病势发展的量变阶段。但当机体阳气与津液大量耗损时,病情可骤然出现体温下降、血压降低、面色苍白、四肢厥冷、脉微欲绝等阴寒虚脱危象,此即阳证转化为阴证、量变转化为质变的病理过程。若抢救及时且处置得当,患者可现四肢转温、面色复常、脉象趋和等征象,伴随阳气与津液渐复,病情向愈,则呈现阴证转阳的病理转归。此过程完整展现了阴阳转化的典型特征。

总之,中医理论体系中贯穿着丰富的唯物辩证法思想,只是由于历史条件的限制还不够彻底和完备而已,正如《矛盾论》所说:"辩证法的宇宙观,不论在中国,在欧洲,在古代就产生了。但是,古代的辩证法带着自发的朴素性质。"

四、中医学的整体观

中医学理论体系高度重视人体自身的统一性、完整性及其与自然界的相互关系。该理论认为人体是一个有机整体，机体内部各脏腑组织在功能上相互协调、互为补充，形成统一的整体活动，在病理状态下则相互影响。同时强调人类生存于自然界中，人体的生理功能与病理变化持续受到自然界的作用，并通过主动适应和改造自然环境的实践活动，维持机体正常的生命活动，由此构建了中医学的整体观。其主要体现在以下几个方面。

1. 宇宙整体观

中医学从整体观念出发，认为宇宙是一个整体，如《素问·阴阳应象大论》说："天地者，万物之上下也。"《素问·生气通天论》说："天地之间，六合之内，其气九州、九窍，五脏十二节，皆通乎天气。"即自然界的一切事物和现象彼此间相互影响、关联、依存，而非孤立存在，从而明确指出宇宙的整体性。例如，一年春夏秋冬 4 个季节各有特点，又相互联系不可分割，具体表现为春生、夏长、秋收、冬藏的连续性。虽四季变化特点各异，实为不可割裂的整体。正因有春温而生，方有夏热之长、秋凉之收、冬寒之藏。故《素问·至真要大论》云："夫气之生，与其化，衰盛异也。寒暑温凉盛衰之用，其在四维。故阳之动，始于温，盛于暑；阴之动，始于清，盛于寒。春夏秋冬，各差其分。故《大要》曰：彼春之暖，为夏之暑，彼秋之忿，为冬之怒，谨按四维，斥候皆归，其终可见，其始可知。"明确指出四季变化具有连续性，每季皆在前季基础上发展，无温热则无所谓寒冷，无生长则无所谓收藏。推及风、寒、暑、湿、燥、火六气变化亦然。虽言"燥以干之，暑以蒸之，风以动之，湿以润之，寒以坚之，火以温之"（《素问·五运行大论》），各具特性，然其间仍为相互作用、调节之整体，缺一不可。

2. 人与天地相应

"天地"，即指整个自然界。人类生活在自然界，自然界存在着人类赖以生存的必要条件。所谓"相应"，即自然界的运动变化常常直接或间接地影响着人体，而人体受自然界的影响也必然相应地产生生理上的适应或病理上的反应。因此，"人与天地相应"实质上是说人与自然界具有不可分割的整体联系。

有关自然环境对生理的影响，是指有机体在生活过程中，除不断维持机体内环境的相对平衡外，还需与变化着的外界自然环境保持相对平衡，方能维持其相互间的完整统一性。对作为高等动物的人类而言，"天人相应"具有特殊含义。《素问·宝命全形论》载："人以天地之气生，四时之法成……人能应四时者，天地为之父母。"指出人类虽不能脱离天地之气而生存，但在生命活动中能掌握自然环境变化规律，使自然界成为生命活动的源泉，从而成为适应和改造自然的主体。《素问·生气通天论》云："苍天之气清净，则志意治，顺之则阳气固，虽有贼邪，弗能害也，此因时之序。"《素问·四气调神大论》进一步阐明："故阴阳四时者，万物之终始也，死生之本也，逆之则灾害生，从之则苛疾不起，是谓得道。"此处"得道"即指掌握四时阴阳变化规律，从而避免灾害疾病，获得自然界主动权。《灵枢·五癃津液别》具体描述："天暑衣厚，则腠理开，故汗出；寒留于分肉之间，聚沫则为痛。天寒则腠理闭，气湿不行，水下留于膀胱，则为溺与气。"机体通过夏季汗多尿少、冬季汗少尿多的调节机制适应气候。暑热时腠理开泄以散热，寒冷时腠理密闭以保温。人体气血运行亦随季节呈现适应性变化，如春夏脉象偏浮大，秋冬脉象偏沉小。

不仅四季气候变化对人体的生理功能有影响，就是一天之内昼夜晨昏的变化，对人体影响也很大。如《素问·生气通天论》说："阳气者，一日而主外，平旦人气生，日中而阳气隆，日西而阳气已虚，气门乃闭。"所谓"人气"，即指阳气。意思是说，人体阳气在白天运行于外，推动和维持着人体的功能活动，早晨阳气初生，中午阳气隆盛，故白天人们多从事劳动，气血运行较为旺盛；而夜晚则阳气内敛，便于人体休息安眠，故气血运行趋于沉静。

此外，中医学认为地理环境和生活习惯等因素对人体生理均有一定影响。我国西北地势较高，气候偏于燥寒；东南地势较低，气候偏于湿热，因而饮食习惯各有不同，这些因素都直接影响着人们的体质。如"东方之域，天地之所始生也，鱼盐之地，海滨傍水，其民食鱼而嗜咸……故其民皆黑色疏理"；"西方者，金玉之域，沙石之处，天地之所收引也，其民陵居而多风，水土刚强……其民华食而脂肥，故邪不能伤其形体"；"北方者，天地所闭藏之域也，其地高陵居，风寒冰冽，其民乐野处而乳食"；"南方者，天地所长养，阳之所盛处也，其地下，水土弱，雾露之所聚也，其民嗜酸而食胕，故其民皆致理而赤色"；"中央者，其地平以湿，天地所以生万物也众，其民食杂而不劳"（《素问·异法方宜论》）。随着时代和科学的发展，这些认识现在看来未必尽然，但从地区方域与人体密切相关的角度来看，仍属正确的认识。事实上，人们由于地理环境的不同，一旦易地而处，常感不适，就是由于机体尚不能适应之故，但经过一段时间，则能逐渐适应。这就说明自然环境固然能影响于人，但人更具有适应环境的本能。

自然环境对病理变化的影响，是指人类虽有适应自然变化的能力，但毕竟有一定限度，当气候剧变超过人体适应能力，或由于人体调节功能失常，不能对自然变化做出适应性调节时，就会发生疾病。不同季节的气候变化对人体影响各异，因此各季节的多发病或流行病也不尽相同。如"春善病鼽衄，仲夏善病胸胁，长夏善病洞泄寒中，秋善病风疟，冬善病痹厥"（《素问·金匮真言论》），"春伤于风，邪气留连，乃为洞泄；夏伤于暑，秋为痎疟；秋伤于湿，上逆为咳，发为痿厥；冬伤于寒，春必温病。四时之气，更伤五脏"（《素问·生气通天论》）。说明疾病的发生往往随季节变化而不同。某些疾病可因气候剧变或季节交替引发发作或加重病情，如关节疼痛的痹证在天气寒冷时症状往往加剧。因此，通过某些疾病反应的轻重变化，亦能预测气候即将变化或季节更替。这些都表明自然环境与人体病理变化的关系极为密切。

一日之中，昼夜晨昏的变化对疾病的影响亦很明显，如《灵枢·顺气一日分为四时》云："夫百病者，多以旦慧昼安，夕加夜甚……春生、夏长、秋收、冬藏，是气之常也，人亦应之。以一日分为四时，朝则为春，日中为夏，日入为秋，夜半为冬。朝则人气始生，病气衰，故旦慧；日中人气长，长则胜邪，故安；夕则人气始衰，邪气始生，故加；夜半人气入藏，邪气独居于身，故甚也。"说明人体正气随昼夜晨昏而有盛衰变化，反映在病情发展上即可呈现轻重不同的表现。另如某些地方性疾病，如瘿瘤（地方性甲状腺肿）等，其发病与地域环境存在直接关联。

3. 脏腑生理整体观

中医学认为人体的生命活动体现于脏腑经络的功能活动。"脏腑"不仅是一个形态学单位，更重要的是一个功能单位，因此脏腑的功能活动是一系列综合性的整体统一活动，它们不是孤立进行的，而是相互联系、相互制约、相互依存的系统功能活动。"五脏"实质上就是人体的 5 个生理功能系统，中医学认为人体所有的脏腑、组织和器官都可以包括在这 5 个系统之中。这 5 个系统及其所属器官虽各有其生理作用，但它们之间是密切相关的，是一个不能截然分开的整体。在生理上，五脏（肝、心、脾、肺、肾）、六腑（胆、胃、小肠、大肠、膀胱、三焦）和皮、肉、脉、筋、骨等形体组织，以及口、鼻、舌、眼、耳、前后阴等五官九窍之间存在着有机的联系，它们共同完成人体统一的功能活动。所以，人体生理活动的正常与否，主要决定于五脏系统之间的活动是否协调。

人体的正常生理活动是五脏系统之间紧密配合和协调统一的结果，因此五脏系统中任何一个脏器的生理活动都需要在其他脏器的协助和配合下共同完成。如心的生理功能是主司血液运行，称为"心主血脉"。血液循环的基本动力虽依赖于心气的推动，但循行于周身的血液需汇聚于肺，通过肺气的作用方能布散全身，故又有"肺朝百脉"之说。除心肺作用外，血液循行还需脾气的统摄、肝气的疏泄与藏血功能的调节。由此可见，心主血脉的功能活动是在肺、脾、肝等脏的共同配合下实现的。

又如脾的生理功能是运化水谷精气以营养全身，而脾的这一功能又是在肝之疏泄作用的促进下进行的。同时，水谷精气之所以能够输布于全身，需要通过血液的运行和津液的输布，而血液的运行主要依赖心肺的作用；津液的输布则要依赖肺肾的功能活动。这就说明脾的运化功能与心、肺、肝、肾等脏器的协同作用密切相关，当其中任何一脏发生病变时，均可能影响脾的运化功能。

脏腑之间虽是相互为用的，但仍有主次之分。中医学认为心是脏腑中最重要的脏器，其功能正常与否会影响其他脏腑、组织和器官。如《素问·灵兰秘典论》载："心者，君主之官也，神明出焉……凡此十二官者，不得相失也，故主明则下安，主不明则十二官危。"《灵枢·邪客》亦云："心者，五脏六腑之大主也，精神之所舍也。"可见主司神明的"心"在脏腑中居主导地位，虽各脏器生理活动皆为机体整体活动的组成部分，但皆须在"心"的主导下协调有序地进行统一生理活动。

整体观念体现在病理方面，主要在于说明任何一个脏腑发生病变都能影响其他脏腑，如脏与脏、脏与腑、腑与腑之间，皆可通过经络气血的相互联系而在病理上产生传变或相互影响。此外，还说明机体任何局部病变不应单纯视为局部问题，而应从整体角度分析其病理实质。例如脏腑病变既可反映于体表组织或器官，反之体表组织或器官病变亦可影响相应脏腑功能。

脏腑之间在生理功能上协调统一、密切配合，因此在病理上通过相互影响和传变可导致功能失调。疾病的发生是这种协调统一关系遭到破坏，从而出现偏盛偏衰的病理表现。如肝脏主疏泄，当因情志刺激等因素致其疏泄功能郁遏时，可能影响脾之运化，出现胸腹痞满、不欲饮食等症；亦可影响到肺之宣发，出现喘促胸闷等症；还可累及于心，进而产生烦躁不安等症状。总之，或由脏及腑，或由腑及脏，或由表及里，或由里及表，或由上及下，或由下及上等传变规律，临证时皆属常见。

由于人体是一个有机整体，各形体组织器官都与内脏活动紧密相连，因此，除创伤外，任何局部病变都是整体生理功能失调的局部反应。如眼疾虽显现于局部，但多因内脏病变引发，其机理在于肝开窍于目，故肝脏病变常反映于眼部。《素问·脏气法时论》载："肝病者……虚则目无所见。"《灵枢·天年》云："五十岁，肝气始衰……目始不明。"可见视力减退多责之肝精不足。因此诊治眼病时，不可仅关注局部，而应通过分析内脏病变探求病本。由此可知，所有局部病变均应视为整体生理功能失调的集中表现。

4. 诊断治疗的整体观

正是由于各脏腑、组织、器官在生理和病理方面的相互联系与影响，因而在诊治疾病时，必须通过五官、形体、色脉等外在变化来把握内在脏腑病变，并强调不应仅关注病变所在脏器或部位，而应通过病变脏器和部位进一步分析其与其他脏器乃至整体的联系，从而明确疾病本质。只有这样才能做出正确诊断并进行恰当治疗。如肝经上行连目系，肝开窍于目，故暴发火眼多因肝火上炎所致，临床常用清肝泻火法治疗；两目干涩昏花、视力减退则多因肝肾虚亏，治疗常以滋补肝肾法为主。又如心开窍于舌，口舌糜烂多由心火上炎所致，因心与小肠相表里，临床多用清心泻小肠火法治疗；肺合皮毛，主宣发肃降与司呼吸，故感冒咳嗽多用宣肺法；肾藏精、主生长发育、开窍于耳、其华在发，故发育不良、脱发、耳聋等病证多以补肾法治疗。

同时，在治疗疾病时，还应注意病变的相互影响和传变，如"见肝之病，知肝传脾，当先实脾"（《金匮要略·脏腑经络先后病脉证第一》），即一脏有病对其他脏腑亦可能有所影响，其治疗则亦应兼顾他脏。如腹部胀满、不欲饮食等脾功能失调病变，首先应分析其是单纯的脾脏病变，还是由于其他相关脏腑的功能失调影响而引起，更要进一步分析其病情发展可能影响哪些脏腑。只有这样进行全面细致的分析，才能把握住病变的主要矛盾，从而有效地治愈疾病。

此外，在临床治疗组方用药时，还应考虑天时地理的变化，遵循"必先岁气，无伐天和"（《素问·五常政大论》）等原则，即在处方用药时应注意四时气候的寒热温凉变化，以及南北方地理环境的差异，从而合理选用相应的治法和方药。

综上所述，人体无论在生理活动或病理变化过程中，都是一个有机整体。生理上各脏腑相互联系、协调配合，保证整体生命活动的协调统一；病理上各脏腑之间、局部与整体之间相互影响并发生传变。同时，人体的生理活动或病理变化均与自然环境息息相关，这提示在治疗疾病时既要分析整体情况，也要考虑自然环境变化，体现了中医学整体观的具体运用。

第二节　充实五行"制化""胜复"体系

五行学说是一种用以归类和阐释事物间生克制化胜复的系统结构理论，其中的"制化"调节与"胜复"调节是两种重要的自我调控机制，为事物运动、发展过程中在"阈值"范围内维持正常调节的机制。此两种调控方式在《黄帝内经》中已有明确论述。《素问·六微旨大论》提出"亢则害，承乃制，制则生化"，即指制化调节；《素问·至真要大论》所述"胜至则复""复已而胜，不复则害""有胜之气，其必来复也"等，则阐释胜复调节。两种调节机制协同作用，共同维持事物在正常或异常状态下的动态平衡。就人体而言，此机制保障生命体的生长发育，维系世代更替而生生不息。

一、五行的制化调节

1. 基本概念

所谓制化调节，主要是指五行系统结构在正常状态下，通过其相生与相克相互作用产生的调节作用，又称"五行制化"。

2. 调节形式

从五行的整体作用可以看出，任何两行之间的关系并非单向，而是相互的，表现为与反馈机制类似的调控途径，而反馈则是相互作用的一种特殊形式。

以火为例，在正常情况下，火受到水的制约，火虽然没有直接作用于水，但火能生土，而土有克制水的作用，从而使水对火的克制不致过分而造成火的偏衰。同时，火还受到木的资助，因此，火又通过生土，以加强土对水的克制，削弱水对木的生，使木对火的促进不会过分，从而保证火不会发生偏亢。其他四行，依次类推。

所谓"制则生化"，即木能制土则火生化，火能制金则土生化，土能制水则金生化，金能制木则水生化，水能制火则木生化。母气能制约己所胜之气，子气方得母气滋养而生化。故《素问·五脏生成》云"心……其主肾也""肺……其主心也""脾……其主肝也""肝……其主肺也"。此处"主"乃生化之主，实为相克制约之义。因其"克中有生""制则生化"，故谓之"主"。如清代张志聪著《黄帝内经素问集注》所言："心主火，而制于肾水，是肾乃心脏生化之主。"

木能克土，土能生金，金又能克木，从而使木不亢不衰，故能生火，而使火能正常生化；火能克金，金能生水，水又能克火，从而使火不亢不衰，故能生土，而使土能正常生化；土能克水，水能生木，木又能克土，从而使土不亢不衰，故能生金，而使金能正常生化；金能克木，木能生火，火又能克金，从而使金不亢不衰，故能生水，而使水能正常生化；水能克火，火能生土，土又能克水，从而使水不亢不衰，故能生木，使木能正常生化。

3. 调节效应

五行学说认为，正是由于这种制化和胜复调节的自我调控效应，才保证了五行系统结构在正常状态下的生化运动，并维持着整体的协调与平衡。对自然界而言，是维系其正常的生态平衡；对人体而言，则是保持生理生化功能的协调平衡，从而保障生命活动的有序运行。

应当说明，相生相克的过程即事物相互消长的过程。在此过程中，常出现的不平衡消长现象本身便是新一轮相生相克调节的体现，从而再次形成协调平衡。这种通过不平衡实现平衡、平衡又迅速被新不平衡取代的循环运动，推动着事物持续生化演进。对人体而言，这一过程即推动机体气化活动的正常运行。

二、五行的胜复调节

1. 基本概念

所谓胜复调节，主要是指五行系统结构在反常情况下（在调控阈值范围内局部出现较大不平衡时），通过相克关系产生的大循环调节作用。这种调节能使一时性偏盛偏衰的五行系统结构关系通过调节由不平衡再次恢复平衡。

2. 调节形式

《素问·至真要大论》说"胜至则复""复已而胜，不复则害"。所谓"胜"，即指"胜气"，是指因某行之气太过所引起的对"己所胜"的过度克制。而"胜气"一旦出现，则势必招致一种相反的力量将其压抑，此种力量即所谓"复气"。故《素问·至真要大论》又说:"有胜之气,其必来复也。"且胜气重则复气亦重,胜气轻则复气亦轻。可见在五行胜复调节过程中,亦包含反作用的复气与作用的胜气在数量上对等之推论。故《素问·气交变大论》云:"胜复盛衰,不能相多也。"《素问·五常政大论》亦言:"微者复微,甚者复甚,气之常也。"

仍以火为例,如火气太过,作为胜气则过度克金,而使金气偏衰;金衰不能制木,则木气偏胜而加剧克土。土气受制则减弱克水之力,于是水便旺盛,从而将太过的火气克制,使其恢复正常。若火气不足,则将受水过度克制,致火衰不能制金,引发金气偏胜。金气胜则加强抑木,使木衰无以制土,则土气胜以制水,致水衰则制火之力减弱,从而使不足之火气相应渐复,以恢复其正常协调平衡状态。故《素问·天元纪大论》云:"形有盛衰,谓五行之治,各有太过不及也。故其始也,有余而往,不足随之,不足而往,有余从之。"

3. 调节效应

通过胜复调节,使五行系统结构在受到外界因素影响时,即使局部出现较大不平衡,仍能通过自我调控维持整体相对平衡。就自然界而言,表现为对寒热温凉等显著气候变化的自我调整,这与日月运行及宇宙规律相关。对人体而言,当感受外界气候变化或情志刺激导致某些脏腑出现暂时性偏盛偏衰时,亦能通过胜复调控恢复生理生化活动的正常平衡。故《素问·至真要大论》云"有胜则复,无胜则否""胜至则复,无常数也,衰乃止耳"。

但是,如果单纯有"胜"而无"复",也就是说,当五行系统之中的任何一行出现有余(太过),而无另一行的相应制约,超过其调控阈值时,则五行系统的协调平衡关系就被破坏,而且盛者愈盛,衰者愈衰,就会出现系统紊乱的反常变化而导致疾病。故《素问·至真要大论》说:"不复则害,此伤生也。"正如《素问·六微旨大论》所说:"害则败乱,生化大病。"指某一行之气亢盛无制而成损害之因,致使机体生化活动紊乱败坏,从而发生严重疾病。

第三节 充实气化理论

一、气化学说的概念与渊源

气化是指通过气的运动而产生的各种变化。气化思想在哲学上主要是说明物质形态在一定条件下的变化和转化；而气化学说在中医学领域则主要是指精、气、血、津液等物质的新陈代谢及其相互转化。气化的过程实际上是人体内物质代谢的过程，也是物质转化和能量转化的过程。气化作用是人体阴阳之气运行、化生及其与邪气相互作用的高度概括。

应当指出，在哲学上，气的观念最早见于西周末年伯阳父的思想中，但气化思想在《易经》中已形成。《易经》以"易"命名的本义是阐述"变易"，如开篇乾卦以龙的变化飞腾阐明事物发展规律，曰："初九，潜龙勿用。九二，见龙在田，利见大人。九三，君子终日乾乾，夕惕若厉，无咎。九四，或跃在渊，无咎。九五，飞龙在天，利见大人。上九，亢龙有悔。用九，见群龙无首，吉。"此处明确揭示了事物发展具有"潜""见""跃""飞"的上升过程；当事物发展至极端则转为"悔"，开始向反面转化。万物在阴阳矛盾运动中发生发展，此过程通过交感实现。冯景远指出，尽管"当时尚未将'一''一一'二符号明确称为阴阳二爻，其仅为阴阳学说形成的先导观念，尚非阴阳学说本体"，但这种对立观念已为"气化"理论奠定思想基础。

二、气化学说的形成

从现存史料来看，最早提出具有固定形体的万物由气生成者当推春秋时代的医和。《尚书·周官》载："天有六气，降生五味……六气曰阴阳风雨晦明也。"医和这种由天之六气产生五味的观点，已蕴含"形气转化"思想。战国中期的庄周使这一思想更加明确。《庄子·至乐》记载其论生死自然过程时言："察其始而本无生，非徒无生也，而本无形；非徒无形也，而本无气。杂乎芒芴之间，变而有气，气变而有形，形变而有生。今又变而之死，是相与为春秋冬夏四时行也。"其不仅明确区分"气"与"形"，更提出"气变而有形"命题，认定气在形体之先，形由气化而来。从医和、庄周对气与固定形体万物关系的阐述，已显现气化理论的雏形。

气化理论的形成以《黄帝内经》为标志。《素问·灵兰秘典论》最早将气化理论用于阐释人体脏腑功能，指出："膀胱者，州都之官，津液藏焉，气化则能出矣。"但此处未对气化直接展开论述，相关内容散见于各篇。如《素问·阴阳应象大论》云："阴阳者，天地之道也，万物之纲纪，变化之父母。"以阴阳对立统一为万物变化根源。又云："水为阴，火为阳，阳为气，阴为味，味归形，形归气，气归精，精归化，精食气，形食味，化生精，气生形，味伤形，气伤精，精化为气，气伤于味。"具体阐明了形、精、气、味之间的转化关系。《素问》七篇大论系统论述了自然界气候变化及其对生物的影响，构建了阐释不同时空气候规律、气候变化对人体生理病理的作用机制，以及通过预测气候变化指导疾病防治的理论体系。

三、气化学说的意义

气化活动是人体生命活动的重要组成部分，它关乎生理、生化的一系列功能及其转化过程，故气化活动正常与否对人体生命活动的正常进行具有重要意义。

主要表现在以下 6 个方面。

1. 气化作用是人体生命活动的基本特征

《景岳全书》说："夫人之有生，无非受天地之气化耳……凡神神奇奇，作用于杳冥莫测之乡者，无非气化之所为。"天地之气是人体阴阳之气的源泉，人体各种生命活动，无论是已被认知的，还是尚未揭示的玄妙现象，皆为气化作用所致。故气化作用乃人体生命活动之基本特征。

2. 气化作用为气的存在形式，基于气之恒动不息

《素问·五常政大论》云："气始而生化，气散而有形，气布而蕃育，气终而象变，其致一也。"又言："气止则化绝。"阐明生长、发育、繁殖、死

亡等生命过程，实为气之始、散、布、终、止的运动历程。

3. 气化作用必于特定组织结构内进行，结构完整乃其前提

《素问·六微旨大论》谓："器者，生化之宇，器散则分之，生化息矣。"故脏腑组织器官结构完整正常，为气化作用正常进行的前提条件。

4. 人体气化作用系阴阳之气对立统一之体现，借以维持机体代谢平衡

5. 气化作用为神识健旺之反映

阴阳和利、气化正常，乃神识清明之基础。然神识对气机调节亦有反作用，如"神去则机息"。清代王清任曰："目视耳听，头转身摇，掌握足步，灵机使气之动转也。"虽对神识驭气之机理阐发未深，然足显中医理论内涵之丰赡。

6. 气化作用系正气抗邪之关键

《素问·刺法论》云："正气存内，邪不可干。"即阴阳调和、气化强健，则邪不可犯。卫气固表抗邪之功，亦为气化作用于体表之明证。

第三章　临证思维

第一节　八纲辨证思维方法

阴、阳、表、里、寒、热、虚、实，称为"八纲"。临床通过对四诊所取得的材料，运用"八纲"思维方法，对疾病的病位、病性等进行分析，从而确定其为某种证候，如阴证、阳证，表证、里证，寒证、热证，虚证、实证等，此即八纲辨证思维方法。临床上无论运用六经辨证、脏腑经络辨证、气血津液辨证、卫气营血辨证、三焦辨证，以及十二经脉是动所生病证等方法分析，均需纳入八纲辨证范畴，方能判断病证的基本性质与趋向，进而做出具体诊断，故八纲可称为辨证方法的总纲。明代张景岳《景岳全书·传忠录·六变辨》云："六变者，表里寒热虚实也，是即医中之关键。明此六者，万病皆指诸掌矣。"清代程钟龄《医学心悟》亦载："病有总要，寒热虚实表里阴阳而已，病情既不外此，则辨证之法亦不出此。"

疾病的表现虽然极其复杂，但基本上都可以用八纲进行分析和辨识，如疾病的类别，不外阴证、阳证两大类。辨阴阳是辨证分析的纲领。故《景岳全书·传忠录·阴阳》说："凡诊病施治，必须先审阴阳，乃为医道之纲领。"又如病位的深浅，不在表即在里；疾病的性质，不是热证便是寒证；邪正的盛衰，邪气盛者谓之实，正气衰者谓之虚。因此，八纲辨证就是将千变万化的病证归纳为表与里、寒与热、虚与实、阴与阳四个方面，用以指导临床论治，其中阴阳两纲又可以概括其他六纲，即表、热、实证属阳；里、寒、虚证属阴。故阴阳辨析又是八纲辨证思维的总纲。

由于八纲辨证概括性很强，主要用以判明病变的大体性质和病情发展的总体趋向，因此在诊断疾病过程中，运用八纲辨证思维分析后，还需结合患者的气血津液、脏腑经络、六经、三焦、卫气营血，以及六淫、七情等诸多因素进行综合分析，才能使辨证思维更加具体明确。如热证，则应辨明是热在气分还是血分、在何脏腑、因何病邪引起等。故八纲是辨证的基础而不可或缺，对于疾病的诊断具有执简驭繁、提纲挈领的作用。

八纲能反映病变过程中矛盾的各个主要方面，但在临床运用上并不是彼此孤立的，它们之间是相互联系而不可分割的。如辨别表里，须与寒热虚实相联系；辨别虚实，又必须与表里寒热相联系等。因此，八纲之间存在着"相兼""转化""夹杂"等相互联结和变化的关系。

"相兼"，指两个纲以上的证候同时存在而相兼出现。疾病的变化往往不是单纯的，而是经常出现表里、寒热、虚实等交织在一起的错综复杂情况。如外感热病初起，出现表证，但还须进一步分析其兼寒还是兼热，即表寒或表热。若系久病虚证，亦须进一步分析其属于"虚寒"还是"虚热"。但应指出，相兼证候的出现，有主要和从属的关系，如表寒、表热都是以表证为主，其寒与热皆从属于表证；虚寒、虚热都是以虚证为主，其寒与热亦从属于虚证。至于表里相兼之证，究以表证为主还是里证为主，则又应视其具体情况而定。

"转化"，是指在一定条件下，病变的部位或性质可发生转变，如表证入里、里证出表，寒证化热、热证转寒，实证转虚、因虚致实等。如外感热病初起，可表现为恶寒、发热、头痛、身痛等表证，若因病情发展、病邪较甚、体质虚弱或治疗失当，则病邪可向里传变发展为里证，此即由表入里的转化。需要强调的是，"转化"需在特定条件下方能发生，故临床辨证时应动态观察证候变化，据此推断病机演变，及时采取干预措施，既防止病情向不利方向转化，亦促进其向有利方向转变。

"夹杂"，又称"错杂"，是指患者同时出现性质相对立的两纲证候，如寒热错杂、虚实夹杂、表里同病等均属此范畴。

此外，在疾病发展的一定阶段中，还可能出现某些与疾病性质相反的假象，如真热假寒、真寒假热、真虚假实、真实假虚等。所以在辨证过程中，必须仔细观察，全面分析，抓住病变实质，才不致被临床表现之假象所迷惑。

八纲辨证的内容主要包括表里辨证、寒热辨证、虚实辨证、阴阳辨证。

第二节　气血津液辨证思维方法

气血津液辨证思维方法，是运用中医藏象学说中有关气血津液的理论，结合病因病机对临床病证进行综合分析，从而辨识其属于气病、血病、津液病等具体证候的临床辨证分析方法，因此也属于一种具有较强概括性的辨证分析方法。

《素问·调经论》云："人之所有者，血与气耳。"《灵枢·痈疽》载："津液和调，变化而赤为血。"《景岳全书·杂证谟·血证》指出："血即精之属也，但精藏于肾，所蕴不多，而血富于冲，所至皆是。"此说明机体须臾不离气血津液，气血津液流行周身，既为脏腑组织器官功能活动之物质基础，亦为脏腑功能活动之产物。故生理上，气血之生成与作用发挥，皆与脏腑正常生理功能密切相关；病理上，脏腑病变既可致本脏气血失调，亦可影响全身气血津液生变。反之，气血津液病变亦必累及相关脏腑组织，引发诸般病证。正如《素问·调经论》所言："五脏之道，皆出于经隧，以行血气，血气不和，百病乃变化而生。"

中医学认为，不论外感热病或内伤杂病，均可按气分病或血分病两大类进行辨证论治。一般说来，初病多在气分，病程较久则多由气及血，故《难经·二十二难》云："气留而不行者，为气先病也；血壅而不濡者，为血后病也。"但在临床辨证分析中，关于气病、血病之先后亦不可过于拘泥。某些病证病程虽久，仍可滞留气分而不及于血；亦有疾病初起即从血分发病，故气分与血分之间密切相关且互为影响。同时，由于津液亦是人体生命活动的物质基础，并与气血共同运行于全身，故各类疾病过程中均会对津液产生不同影响。因此，掌握气血津液病变的一般规律，可为其他辨证分析（尤其脏腑辨证）奠定基础。然而在气血津液辨证分析时，除把握全身气血失调状况外，尚须结合相关脏腑特点，进而辨析其所属脏腑，方能深化病证认识，使辨证诊断准确具体。由此可见，气血津液辨证思维方法的临床意义与八纲辨证有相似之处，故亦属基础辨证分析方法之一。

气血津液辨证思维方法包括 4 个方面。①气病辨证：包括气虚证、气陷证、气滞证、气逆证等；②血病辨证：包括血虚证、血瘀证、血热证、血寒证等；③气血同病辨证：包括气滞血瘀证、气血两虚证、气虚失血证、气随血脱证等；④津液病辨证：包括津液不足证、水液停聚证等。

第三节　脏腑辨证思维方法

脏腑辨证思维方法，是根据脏腑的生理功能、病理变化，对通过四诊所收集的疾病症状和体征进行分析、归纳，借以推究病机，判断病变的部位、性质及正邪盛衰状况，最后确定其为某一脏腑气血津液盛衰和寒、热、虚、实证候的一种辨证分析方法。

脏腑辨证是中医临床辨证分析的核心组成部分，是临床各科诊断疾病（特别是内科杂病）的基本方法。脏腑辨证与八纲、气血津液等辨证方法紧密结合，如八纲辨证的阴虚证，具体到临床病证即有心、肺、肝、肾、胃等脏腑阴虚之不同，唯有辨明其所属脏腑之阴虚，方能使治疗处方用药更具针对性。又如火热炽盛或寒湿内滞，亦须辨识其所在脏腑，方能明确病位、病因及正邪盛衰情况。其他如六经、卫气营血与三焦辨证，虽主要用于外感热性病的辨证分析，但其揭示的疾病病机变化，均与特定脏腑的阴阳、气血失调相关，甚或源于相关脏腑功能失调或紊乱。

病证是脏腑功能失调的反映。由于各脏腑的生理功能不同，故在临床上所反映的病机变化和病证亦不相同。根据不同脏腑的生理功能及其病变特点来分析病证，这正构成脏腑辨证思维的理论依据。临床运用脏腑辨证时，首先应结合各脏腑的生理功能和病理特点来辨析其病证所属脏腑。如心有主血脉和藏神的生理功能，故将心悸、脉结代、神志异常等症归属于心的病理表现；肺主气、司呼吸，其气机具宣发肃降之能，且外合皮毛，故将咳嗽、气喘及部分表证归属于肺的病理表现；脾主运化，胃主受纳腐熟，肠主传化糟粕，故将呕吐、脘腹胀满、泄泻等症归属于脾胃肠的病理表现；肝主疏泄、藏血，其阳易升动亢逆，故将胁痛、黄疸、失血、眩晕、抽搐、震颤等症归属于肝的病理表现；肾主水液蒸腾气化，兼司藏精、生髓、主骨之职，故将水肿、癃闭、遗精、遗尿、腰膝酸软、行动迟缓等症归属于肾的病理表现。因此，掌握各脏腑的生理功能、病机特点及其传变规律，实为运用脏腑辨证方法的核心要义。

例如，临床如遇咳喘一症，可根据肺失宣降、肺气上逆则发作咳喘的病机特点，初步确认肺的病变，再从病因方面审知其病邪属性，并运用八纲分辨病变之寒热虚实，最后做出脏腑证候的确切诊断。

脏腑之间，以及脏腑与人体其他组织器官之间是相互联系的。在病变过程中，脏腑之间亦是相互影响的，临床上既可出现 1 个脏腑的病证，亦可出现 2 个或多个脏腑合病等情况。因此，进行辨证分析时要从整体观念出发，不仅要考虑一脏一腑之病理表现，同时还必须注意脏腑间的相互影响。只有这样，才能全面地了解疾病的发展和演变，把握住病变的本质和全局，抓住疾病的主要矛盾。例如失眠一症，初步辨明其属于心血虚或心阴虚之后，尚须详辨其病变是否已影响到脾或肾，若影响及脾，则为心脾两虚；若影响及肾，则为心肾不交或心肾两虚。总之，脏腑病变是复杂的，证候表现是多种多样的，临床辨证必须用整体的观点来进行分析。

脏腑辨证思维，主要包括心病辨证、肺病辨证、脾病辨证、肝病辨证、肾病辨证、胆病辨证、胃病辨证、小肠病辨证、大肠病辨证、膀胱病辨证等方面。

第四节　经络辨证思维方法

经络，在《素问》和《灵枢》中又称为经脉。所谓经络辨证，是指根据经络系统的循行部位、生理功能及其络属脏腑关系，用以分析和辨别其临床表现，判断其属于何经及何脏病变的一种辨证思维方法。

经络系统分布、循行于人体的肢体、脏腑等各个部分，具有沟通内外、运行气血、濡养组织器官及调节功能平衡的作用。在病理状态下，经络是病证的反应系统。当人体受到致病因素侵袭导致生理功能异常时，可通过经络及其所属脏腑与体表循行路线表现出不同症状和体征，反映病理变化的规律性，从而为临床辨证分析和诊断疾病提供依据。

《灵枢·经脉》对于十二经脉反映于体表及内脏的病候，分别做了较为系统的叙述，每经均有"是动"病和"所生病"两类证候。历代医家文献对"是动"与"所生病"的含义存在多种诠释，主要有以下观点：其一认为"是动"属气病，"所生病"属血病（《难经·二十二难》）；其二主张"是动"为本经病，"所生病"为他经病（《难经经释》）；其三阐释"是动"为气、阳、卫分病变，主外证，"所生病"为血、阴、营分病变，主里证（《难经·杨康候注》）；其四提出"是动"由外因所致，"所生病"由内因所致（《灵枢集注》）；其五界定"是动"属经络病，"所生病"属脏腑病（《十四经发挥》）。迄今，"是动病"与"所生病"的内涵尚未形成共识。然其循经辨证之法，可有效推究病证所属之经络脏腑及其阴阳表里关系，足资临床运用。经络辨证体系涵盖十二经脉辨证与奇经八脉辨证等内容。鉴于中医针灸学术在国内外的发展已形成重要影响力，现就十二经脉及奇经八脉辨证要点概述如下，其经别、别络、经筋及皮部之辨证分析暂不赘述。

一、十二经脉病证概要

根据《灵枢·经脉》《针灸大成》及其他有关文献所载，十二经脉病证概述如下。

1. 手太阴肺经病证

可见恶寒发热，无汗或汗出，鼻塞，锁骨上窝（缺盆）疼痛，胸痛或肩背痛，手足冷痛。并见咳嗽，哮喘，气急，胸部满闷，咳吐痰涎，咽喉干燥，小便变色，心烦，或见咳血，手足心热等症。

2. 手阳明大肠经病证

可见发热，口燥而渴，咽喉疼痛，鼻衄，牙齿痛，目赤痛，颈肿……肩胛及上臂痛，或红肿灼痛，或有寒冷感，手示指活动不便。并见脐腹部疼痛，或腹痛走窜无定处，肠鸣，大便溏泄，排出黄色黏腻便等症。

3. 足阳明胃经病证

可见振寒，高热，或疟疾，面赤，汗出，神昏，谵语，狂躁，或目痛，鼻燥及衄血，唇口生疮，喉痛，颈肿，或口唇㖞斜，胸膺疼痛，腿足红肿疼痛，或腿足厥冷。并见腹部膨隆胀满，水肿，或寐差，或癫狂，消谷善饥，小便黄赤等症。

4. 足太阴脾经病证

可见头重，体重，身热，肢倦乏力，或颔、颊部疼痛，舌体屈伸不利，或四肢肌肉萎削，亦可出现腿膝内侧寒冷感，或腿足浮肿。并见胃脘痛，大便溏泄，或完谷不化，肠鸣，呕恶，腹部痞块，纳食减少，或黄疸，或腹满肿胀，小便不利等症。

5. 手少阴心经病证

可见身热头痛，目痛，膺背疼痛，咽干，口渴引饮，手心热痛，或手足逆冷，或肩胛及前臂内侧痛。并见心痛，胸胁支满疼痛，胁下痛，心烦，气急，睡卧不安，或眩晕昏仆，或精神失常等症。

6. 手太阳小肠经病证

可见口舌糜烂，颔、颊部疼痛，咽痛多泪，颈项强直，肩臂外侧疼痛，少腹胀痛，痛连腰部，少腹痛引睾丸，大便泄泻，或腹痛而有燥屎，便闭不通等症。

7. 足太阳膀胱经病证

可见寒热、头痛、项强、腰脊疼痛、鼻塞、目痛多泪，或大腿、膝腘、小腿（腓肠肌）及脚痛；并见腹部胀痛、小便不利、癃闭，或遗尿、神志失常、角弓反张等症。

8. 足少阴肾经病证

可见背脊疼痛，腰痛，两足厥冷，足痿无力，或口干，咽痛，或髀部及腿部后面疼痛，足底痛。并见眩晕，面部浮肿，面色灰暗，视物模糊，气短气促，嗜睡或心烦，大便溏薄，久泻，或大便艰涩等症。

9. 手厥阴心包经病证

可见手足痉挛，面赤或目痛，腋下肿，肘臂拘挛不能屈伸，或手心热。并可见谵语、昏厥、心烦、胸胁满闷、舌强不语、语言謇涩，或心悸不宁，或心痛。或伴喜笑不休等精神异常症状。

10. 手少阳三焦经病证

可见咽喉肿痛，腮颊部疼痛，目赤痛或耳聋，或见耳后、肩臂外侧疼痛。并见腹部胀满，少腹硬满，小便不通，尿频尿急，肌肤浮肿等症。

11. 足少阳胆经病证

可见寒热往来，头痛，疟疾，面色灰暗，目痛，颔痛，腋下肿，瘰疬，耳聋，髀部或腿、膝及腓骨部疼痛等症。

12. 足厥阴肝经病证

可见头痛、眩晕、视物模糊、耳鸣，或发热，甚则手足痉挛；并见胁肋胀痛，或有痞块，胸脘满闷，腹痛，呕吐，或见黄疸，或见梅核气，或见飧泄，小腹痛，疝气，遗尿，癃闭，小便色黄等症。

二、奇经八脉病证概要

根据《黄帝内经》《难经》《脉经》《针灸大成》及《奇经八脉考》等古代医学文献记载，关于奇经八脉的病证主要有以下方面。

1. 督脉病证

督脉循行于脑、脊部位，与足厥阴肝经交会于头颠。病则经气阻滞，可出现脊背强直等症；若经气虚亏，则见头重、眩晕、摇动等症。故《灵枢·经脉》说督脉"实则脊强，虚则头重，高摇之"。此症状可分为阳虚而清阳不升，或阴虚而风阳上扰两种证候。此外，若风邪侵袭督脉，由经脉入脑，则可发生脑风（脑部疾病）；若督脉经气失常，则可发为癫疾，或小儿风痫。同时，因督脉支别由少腹上行，故督脉经气不和，可致少腹气上冲心、二便不通之"冲疝"，以及癃闭、遗尿、痔疾与妇女不孕等疾病。《针灸大成》所载督脉病候涵盖手足拘挛、震颤、抽搐、中风不语、癫狂、痫疾、头部疼痛、目赤肿痛、流泪、腿膝腰背疼痛、颈项强直、伤寒、咽喉或齿龈肿痛、手足发麻、破伤风、盗汗等病证，均可作为临床辨证参考。

2. 任脉病证

任脉为阴经经气汇聚之所，故任脉发生异常，主要可出现阴经循行部位相关病证，尤以肝、肾两经为著。如《素问·骨空论》载："任脉为病，男子内结七疝，女子带下瘕聚。"任脉与肾气及胞宫关系密切，对孕育具重要作用，若任脉经气虚损，则致生育功能终止。故《素问·骨空论》云："七七，任脉虚，太冲脉衰少，天癸竭，地道（阴经脉道）不通，故形坏而无子也。"足三阴经皆循行少腹而属任脉，故《脉经》载任脉病候见"动苦少腹绕脐下引横骨，阴中切痛"及"苦腹中有气如指，上抢心，不得俯仰，拘急"等症。《针灸大成》所述病候涵盖痔疾、泄泻、痢疾、疟疾、咳嗽、吐血、溺血、齿痛、咽肿、小便不利、胸脘腹痛、噎膈、产后中风、腰痛、死胎不下、脐腹冷感、呕吐、呃逆、乳痈、崩漏等，皆可为临床辨证参考。

3. 冲脉病证

冲脉与任、督同源而异流。冲脉循行起于胞中，故其病证与妇女月经疾病关系密切。古代文献《素问》《难经》《脉经》《奇经八脉考》等对冲脉病证均有记载。如冲脉失调可见"绝孕"；冲任脉气虚不固，失于摄护，则易致"漏胎"流产，并见"逆气而里急""逆气上冲，或作燥热""少腹痛，上抢心""瘕疝"或"喘动应手"等症，且与"痿证"相关。《针灸大成》载其病证包括心脘疼痛、胸脘满闷、结胸、反胃、酒食积聚、肠鸣、大便溏泄、噎膈、气急、胁胀、脐腹痛、肠风便血、疟疾、胎衣不下、产后晕厥等，皆可参鉴。

4. 带脉病证

带脉横行于腰腹部，《难经》载："带之为病，腹满，腰溶溶若坐水中。"故妇女月经不调或赤白带下，均与带脉病变相关。《奇经八脉考》述："诸经上下往来，遗热于带脉之间，客热郁抑，白物满溢，随溲而下，绵绵不绝。"阐明带下诸病与带脉之密切关联。另据《素问·痿论》《脉经》等文献记载，带脉经气异常可见"足痿不用"或"左右绕脐，腰脊痛冲阴股"等症。《针灸大成》综述其病证包括中风、手足瘫痪、肢体痛麻拘挛、发热、头风痛、颈项颊肿、目赤痛、齿痛、咽肿、头眩、耳聋、皮肤风疹瘙痒、筋脉牵引不舒、腿痛、胁肋疼痛等，亦可作临床参考。

5. 阳跷脉、阴跷脉病证

阳跷脉从足外踝部起始，阴跷脉从足内踝起始，两脉均会合于目，能输注肾精以濡养眼目。故跷脉经气不和、功能异常，可发生筋脉牵引、左右缓急失于平衡之象，多见于癫痫、瘛疭及瘫痪等病证。因阳跷脉为足太阳经别出之脉，故阳跷为病，可见腰背疼痛、身体强直。阴跷脉为足少阴经别出之脉，故阴跷为病，常见少腹痛、腰髋连阴中痛，以及"男子阴疝，女子漏下"等病证。《针灸大成》载阴跷脉病证包括咽喉气塞、小便淋沥、膀胱气痛、肠鸣、肠风下血、吐泻、反胃、大便艰难、难产、昏迷、腹中积块、胸膈嗳气、梅核气、黄疸等；阳跷脉病症包括腰背强直、腿肿、恶风、自汗、头痛、雷头风、头汗出、目赤痛、眉棱骨痛、骨节疼痛、手足麻痹、拘挛、厥逆、吹乳、耳聋、鼻衄、癫痫、遍身肿满等症。

6. 阳维脉、阴维脉病证

阳维脉维络诸阳经，并会于督脉；阴维脉维络诸阴经，并会于任脉。阳维脉主表，属阳，故阳维疾患，阳盛则可见头目眩晕，气喘抬肩，肌肤痹痛与腰部肿痛等症。阴维脉主里，属阴，故阴维疾患，阴气内结，可见胸中痛，胁下支满，腰痛及阴中痛等症。如阴阳维脉失其正常协调作用，则可出现跌仆、失语等症。《针灸大成》所载阴维脉病症为胸脘满闷痞胀、肠鸣泄泻、脱肛、反胃噎膈、腹中痞块坚横、胁肋攻撑疼痛、妇女胁痛、心痛、结胸、伤寒、疟疾等病证。阳维脉病症为伤寒发热汗出、肢节肿痛、头项疼痛、眉棱骨痛、手足热、发麻、背胯筋骨疼痛、四肢不遂、盗汗、破伤风、膝部有寒冷感、足跟肿、目赤痛等症。

第五节　六经辨证思维方法

六经辨证是《伤寒论》的辨证论治思维方法，系东汉著名医学家张仲景在《素问·热论》六经分证基础上，结合自身与前人临床实践经验，根据伤寒病的证候与病变特点总结创立，主要应用于外感病的辨证思维方法。经过近两千年的临床验证与发展，六经辨证确系行之有效，亦适用于内伤杂病的诊治，取得丰硕成果，由此形成伤寒经方学术流派。

六经，系指太阳、阳明、少阳、太阴、少阴、厥阴而言。六经辨证概括了脏腑经络气血的病理变化，并根据人体抗病能力的强弱、病因属性、病势进退缓急等因素，对外感疾病演变过程中所表现的各种证候进行分析、综合、归纳，进而论证其病变部位、证候特点、损及脏腑，以及寒热进退、虚实真假、邪正消长等问题。因此，六经辨证既是辨证分析的纲领，又是论治的准则。六经辨证将外感疾病发生发展过程中具有普遍性的证候以阴阳为纲分为两大类病证，并根据疾病发展过程中不同阶段的病变特点，在阴阳两大类病证的基础上划分为六种病证，即太阳病证、阳明病证、少阳病证，合称三阳病证，太阴病证、少阴病证、厥阴病证，合称三阴病证。六经病证是经络、脏腑病理变化的综合反映。三阳病证以六腑病变为基础，三阴病证以五脏病变为基础，故六经病证实际上概括了脏腑十二经的病变。然而，由于六经辨证主要着眼于分析外感寒邪侵袭人体所引起的一系列病理变化及其传变规律，因而尚不能完全等同或替代内伤杂病的脏腑辨证方法。

六经病证从病变部位分，则太阳主表，阳明主里，少阳主半表半里，而三阴统属于里。从邪正关系及病变性质分，凡正盛邪实、抗病力强、病势亢进，表现为热实者，多属三阳病证，治疗当以祛邪为主；凡正气不足、抗病力弱、病势衰退，表现为寒虚者，则多属三阴病证，治疗当以扶正为主。可见六经病证始终贯穿着阴阳表里寒热虚实等内容，故后世形成的"八纲辨证"，即从《伤寒论》六经辨证发展而来，经系统归纳而成。

六经病证是脏腑经络的病理反映，而脏腑经络是不可分割的整体。故某一经的病变常涉及或影响到另一经，从而在临床上可出现相互传变，或合病、并病等情况。

所谓传变，传即传经，指病情循一定趋向发展；变即变异，指病情不循常轨而发生异常变化。一般而言，外感疾病传变与否取决于三方面因素：一为正气强弱，二为感邪轻重，三为治疗是否得当。伤寒六经传变常循太阳、阳明、少阳、太阴、少阴、厥阴之序，然亦有太阳传少阳者，谓之"越经传"；太阳传少阴、阳明传太阴、少阳传厥阴者，谓之"表里传"。另有素体虚弱者，外邪直犯三阴而现阴经证候，谓之"直中"。需强调，疾病传变当以脉证为据，不可拘泥六经次序与传变日数。

六经病证既有严格的区分，又存在一定的联系。若两经或三经同时发病，为"合病"；若一经病证未愈而另一经病证继发，两经病证交并且存在先后次第差异，则称为"并病"。

六经病证的治疗原则，一般来说不外祛邪与扶正两方面，且始终贯穿着"扶助阳气""保存津液"的基本思想，从而达到邪去正安之目的。

六经辨证的具体内容包括太阳病辨证、阳明病辨证、少阳病辨证、太阴病辨证、少阴病辨证和厥阴病辨证。

一、太阳病辨证思维概要

太阳经包括手太阳小肠经和足太阳膀胱经，与手少阴心经、足少阴肾经为表里。足太阳膀胱经起于目内眦，上额交颠，络脑，下项，夹脊抵腰，络肾属膀胱。手太阳小肠经起于手小指外侧，循臂至肩，下行络心，属小肠。膀胱主藏津液，化气行水。小肠主受盛化物，泌别清浊。

太阳为六经之首，统摄营卫，主一身之表，具有固护卫外、抗御病邪侵袭的功能，故为诸经之藩篱。风寒外邪侵袭人体，太阳首当其冲，卫气奋起抗邪，正邪相争于表，以致营卫不和，卫外失职，从而出现恶寒、发热、头项强痛、脉浮等症，此为太阳病的主要脉证。但由于人之体质有强弱，感受邪气亦有轻重，故太阳表证又有中风（表虚）、伤寒（表实）之分，两者统称为太阳经证。若患者体质较强，腠理固密，感受风寒较重，外邪束表，卫阳被遏，营阴郁滞，则发为太阳伤寒之表实证。若患者体质较弱，腠理疏松，卫气不固，又感受风寒，以致营卫不调，则发为太阳中风之表虚证。然若太阳经病不解，病邪每可循经入腑，而发生太阳腑证。腑证又有蓄水、蓄血之分：若外邪深入，影响膀胱气化，而致水气内停，则发为蓄水证；若患者内有瘀血，病邪深入，与血相搏结于下焦，则可发为蓄血证。此外，在太阳病过程中，随着病情变化，亦可常见诸多兼证、变证及类似证候。

所谓变证，是指在太阳病的传变过程中，由于失治、误治，或因脏腑的偏盛偏衰，从而出现新的证候，但已不具备太阳病的特征，故称为太阳变证。变证不属太阳病，但通过变证可以说明疾病变化过程中由表及里、由此及彼的内在联系，可以说明太阳病的传变规律。

所谓类似证候，是指某些疾病如风湿、水饮、水气、痰实等证候，有时可出现类似太阳病的临床表现，为便于临床鉴别，故称为太阳类似证候。

二、阳明病辨证思维概要

阳明经包括手阳明大肠经、足阳明胃经，与手太阴肺经、足太阴脾经互为表里。手阳明经脉起于示指外侧，循前臂外侧，上颈至面部。足阳明经脉起于鼻梁凹陷处两侧，络于目，从缺盆下行，循胸腹外侧至足。两者经脉相连，腑气相通，故生理功能密切相关。

胃主受纳、腐熟水谷，脾主运化水谷精微。胃主燥，以降为顺；脾主湿，以升为健。两者相互制约，彼此促进，共同完成水谷的消化、吸收及营养物质的输布等生理活动，故脾胃为后天之本。大肠主传导糟粕，但须赖肺气的肃降与津液的输注，两者亦相济为用。

病邪侵袭阳明，多入里化热而从燥化。阳明病证是正邪斗争的极期阶段，其证候以胃肠之燥、热、实为特点，即《伤寒论》所谓之"胃家实"。胃家，包括胃与大肠。实，即指"邪气盛则实"。说明病邪深入阳明，胃肠燥热亢盛，为里热实证。根据病变部位、证候特点及体质差异，阳明病证亦有经证和腑证之区分。若邪犯阳明，胃热亢盛，但仅是热邪弥漫于经，而肠中并无燥屎内结，故称为经证，又称阳明热证。若邪热与肠中糟粕相结而成燥屎，胃肠燥热成实，影响腑气通降，大便秘结不通，则为阳明腑实之证。若胃中燥热虽不盛，但伤及于脾，可引发脾约证。此外，太阳表证已罢，病邪入里，内扰胸膈，从而可见胸中烦热懊恼等症。此时邪热虽较轻，但已涉及阳明，故此证亦属阳明病范畴。

阳明病的形成主要有三方面：一为太阳病失治或误治，耗伤津液，外邪由表入里化热，胃中燥热而成者，称为"太阳阳明"；二为少阳病误用汗、吐、下、利小便等法，以致津伤化燥而成者，称为"少阳阳明"；三为燥热之邪直犯阳明而成者，称为"正阳阳明"。阳明病亦有因寒湿郁久化热而成者，但较少见。

阳明病，若热邪不解，与太阴脾湿相合，湿热熏蒸，影响肝胆疏泄功能，胆汁外溢，则成湿热发黄证；若阳明热甚，深入血分，可见口燥但欲漱水不欲咽及鼻衄等症。

阳明病证可伴有多种兼证，如热扰胸膈证可见腹满、心下痞塞或中寒等表现，湿热熏蒸证则可见里发黄、郁蒸发黄及表发黄等证候。

三、少阳病辨证思维概要

少阳经包括手少阳三焦经、足少阳胆经，并与手厥阴心包经、足厥阴肝经互为表里。手少阳经脉，布膻中，散络心包，下膈属三焦。三焦主决渎而通调水道，为水液、元气运行之道路。足少阳经脉，起于目锐眦，上头角，下耳后，至肩，入缺盆，下胸贯膈，络肝属胆，行人身之两侧。三焦与胆，经脉相连，其气互通。胆附于肝，内藏胆汁而主疏泄，胆腑清利则肝气条达，脾胃安和。胆气疏泄正常，则枢机运转，三焦通畅，气机得以正常升降，故能上焦如雾，中焦如沤，下焦如渎，各有所司。

少阳经居于太阳、阳明两经之间，主半表半里，为三阳经之枢纽。少阳病多由太阳病不解，病邪内侵，郁于胆腑，邪正分争于表里之间，枢机不利所致。由于邪犯少阳，胆火上炎，枢机不运，经气不利，则可影响脾胃，故常出现胆气犯胃证候。因本病既不在太阳之表，亦非阳明之里，故称半表半里证。

少阳病的治疗原则应以和解为法，汗、吐、下等法均属禁忌。

少阳外邻太阳，内近阳明，故病邪入于少阳，每多传变。因此，临床上除少阳病主证外，其证情常有兼夹，或兼太阳表证，或兼阳明里证，或兼下利，或兼水饮，或兼烦惊谵语等证。

四、太阴病辨证思维概要

太阴经包括手太阴肺经、足太阴脾经，并与手阳明大肠经、足阳明胃经相表里。在正常生理状态下，水谷的腐熟、消化和排泄分别由胃肠负责。而水谷之精微则依赖脾的运化和肺的输布以供养全身。脾以升为健，肺以降为顺。脾主运化，能升清阳，为胃行其津液；大肠则依赖肺气肃降和津液输布而传导排泄。可见脾与胃、肺与大肠相互配合，功能协调则清阳能升，浊阴能降，精微四布，水液运行，从而维持人体正常生理活动。

太阴为三阴之屏障，病入三阴，太阴首当其冲。若脾胃素虚，寒湿内阻，或寒湿直犯太阴，或三阳病症失治误治，均可损伤脾阳，而致运化失职，寒湿内聚，形成脾虚寒湿内盛之太阴病证。太阴虚寒，临床以腹满而吐，食不下，腹泻，时腹自痛，口不渴，舌淡，苔白腻，脉缓弱等为主要见症。多因脾阳虚弱，健运失职，升降失常所致。寒湿发黄，临床以身目发黄，其色晦暗，小便黄，畏寒身倦，脘闷腹胀，食少便溏，舌质淡，苔白滑，脉沉迟等为主要见症。本证多因寒湿内盛，脾阳不振，或阳黄迁延日久，脾胃阳气受损所致。由于中阳虚弱，寒湿内阻，肝胆疏泄功能障碍，以致胆汁不循常道，泛溢肌肤，故身目俱黄，但其色晦暗。

五、少阴病辨证思维概要

少阴经包括手少阴心经、足少阴肾经，并与手太阳小肠经、足太阳膀胱经互为表里。心主血脉与神志，与精神意识活动相关；肾主水、藏精，内寓真阴真阳，故称肾为先天之本。在正常生理活动中，心火通过经脉下交于肾，助肾阳以化生膀胱之气，从而保证水道通调；肾水亦因阳气的升腾作用而上济于心，以维持心火不致偏亢。如此则心肾相交，水火既济，阴阳交通，彼此制约，使心火不亢、肾水不寒，功能协调有序。

少阴病为心肾功能衰退性病变。多由正气不足，病邪直犯少阴，或因误治、失治，损伤心肾，导致心肾阳气虚衰，故其主要脉证为脉微细、但欲寐。病至少阴，因致病因素与体质差异，心肾衰竭或表现为阳虚阴盛，或表现为阴虚火旺，故少阴病有从阴化寒、从阳化热两类证候。阳虚阴盛者，心肾阳气虚衰，邪从寒化，阴寒内盛，即表现为少阴寒化证；若阴寒太盛逼迫虚阳浮越于外，可见真寒假热证。阴虚火旺者，心肾阴液不足，虚热内生，邪从热化，致肾阴虚亏于下，心火亢逆于上，即表现为少阴热化证。然就伤寒病变而言，少阴病仍以寒化证为多见。

总之，病至少阴阶段，心肾阳气衰弱，阴血不足，全身抗病功能明显下降，故少阴病常为外感疾病过程中的危重阶段。其治疗原则为扶阳、育阴两种方法，而发汗、攻下等法均属禁忌。

少阴寒化证，即阳衰阴盛病证。临床以恶寒蜷卧、精神萎靡、手足厥冷、下利清谷、呕吐、口不渴或渴喜热饮、小便清长、舌淡苔白滑、脉沉微等为主要表现。其他少阴寒化证临床尚可见阴盛格阳、阴盛戴阳、阳虚身痛、阳虚水泛、脾肾虚损、下焦不固等证。

少阴热化，即阴虚火旺病证。临床以心烦不眠、口燥咽干、舌尖红赤或舌红少苔、脉沉细数等为主要见症。其他少阴热化证，则尚有阴虚水热互结、虚火上炎咽痛等证。

关于少阴病变坏证，有误火、误汗及尿血之变，多属危重证候。

六、厥阴病辨证概要

厥阴经包括手厥阴心包经、足厥阴肝经，与手少阳三焦经、足少阳胆经相为表里。

肝居于胁，其经脉络胆，主藏血，主疏泄，性喜条达，在体合筋，开窍于目。心包为心之外围，心包之火以三焦为通路，可达于下焦，使肾水温暖以涵养肝木。如此，则上焦清和，下焦温煦，从而维持脏腑功能的协调平衡。

厥阴为阴之尽、阳之始。病至厥阴，为六经传变的最后阶段，可使肝失条达，心包亦受影响，故病情较为复杂。大略可分为如下几种：一是邪从寒化，肝寒夹浊气上逆，从而形成肝胃虚寒、浊阴上逆证候；二是邪热内陷，心包之火上炎而为上热，火不下达致肝失温养而为下寒，从而形成寒热错杂证候；三是肝失疏泄、气郁不舒证候。厥阴为病，证情变化虽复杂，但多具四肢厥逆之特点，其病机系阴阳之气不能贯通，即所谓"阴阳之气不相顺接"，多由寒邪内盛、热邪深伏或寒热错杂所致。

邪入厥阴，病情较重，邪正斗争亦较剧烈，可出现厥热胜复情况，即厥与热交替出现。"厥"表示阴胜，"热"表示阳复，厥热胜复并非单独病证，而是厥阴病机邪正斗争、阴阳消长的表现之一。如正胜邪却，则厥少热多，其病向愈；如邪胜正虚，则厥多热少，其病为进。若厥逆虽回，但阳复太过，亦可能转化为热证。

厥阴与少阳相表里，因此在一定条件下，病情可相互转化。如病邪由少阳内陷厥阴，则为逆证；反之，由厥阴转出少阳，则为顺证。

厥阴病的治疗原则是寒者宜温，热者宜清，寒热错杂则寒温并用。

厥阴病的证型包括寒热错杂证（蛔厥或寒格吐利）、厥阴寒逆证（寒逆干呕头痛或血虚寒厥）、厥阴吐利证及厥阴气郁证等。

第六节　卫气营血辨证思维方法

卫气营血辨证是清代名医叶天士创立的辨证方法，主要用于外感温热病的辨证。它在伤寒六经辨证的基础上，弥补了伤寒六经辨证在温热病辨析方面的不足，临床实用性很强，从而显著丰富了中医辨治外感温热病的内涵。

卫气营血的名称最早见于《黄帝内经》，其含义指人体的生理功能及维持功能的营养物质。温病学派将其作为辨证纲领，是在《黄帝内经》理论基础上创新发展而来。它既是温热病四类证候的概括，又代表温热病发展过程中浅深轻重不同的4个阶段。叶天士云"大凡看法，卫之后方言气，营之后方言血"（《温热经纬·叶香岩外感温热篇》），指出病邪由卫入气、由气入营、由营入血，标志邪气逐步深入，病情渐重，正气渐衰。就病变部位而言：卫分证主表，病在肺与皮毛；气分证主里，病在胸膈、肺、胃、肠、胆等脏腑；营分证为邪热入心营，病在心与心包；血分证则热陷肝肾，耗血动血。论邪正盛衰：卫分证邪未盛正未衰；气分证邪盛正实，正邪交争激烈；营分证邪盛正衰；血分证正气大衰，阴液精血行将告竭。

外感热病开始多起于卫分，渐次传入气分、营分、血分。但这种传变规律，并不是一成不变的。由于病邪性质的不同，感邪轻重的差异，以及患者体质的强弱，在临床上也有起病不从卫分开始，初起即见气分证或营分证，以里热偏盛为特点，亦无卫分证候的表现；或病虽已入气分，而卫分之邪仍未消除者，称为卫气同病；或热势弥漫，不仅气分有热，而且营分、血分热势亦起，酿成气营两燔或气血两燔；或卫分证不经气分阶段而直入营分，即所谓"逆传心包"病证。因此，在临证分析时，需要综合各方面的临床表现，具体情况具体分析，才能准确把握病情，做出正确判断。

温病与伤寒虽然同属于外感病范畴，但两者在病因病机、脉证治法等方面均有所不同。伤寒是感受寒邪，由皮毛而入，一般沿六经传变，在病变过程中易伤人体阳气；温病是感受温热之邪，由口鼻而入，一般沿卫气营血或三焦传变，病变过程中易伤人体津液阴血。在治疗上，病变初起伤寒宜辛温解表以散寒，温病宜辛凉清解以透热，后期伤寒应注意扶阳，温病则应重在养阴。

一、卫分病辨证思维概要

卫分病是指温邪侵犯肌表，导致卫气功能失调所表现的证候，常见于温病初期。因肺主皮毛，卫气通于肺，故卫分病常伴有肺经病变的特征。

1. 温热在卫

以发热、微恶风寒、舌边尖红、脉浮数为主要特征，常伴头痛、口干微渴、咳嗽、咽喉红肿或痛等症。本证多因直接感受温热邪气，或素体阴亏复感温邪，致卫气失常、肺气不利、宣降失司所致。邪犯皮毛，卫气被郁，故见发热恶寒。温为阳邪，伤人则发热重而恶寒轻。温热在表未传于里，故舌质红而苔薄白，脉浮数。邪不得外泄则热蒸于上，气血壅滞而头痛。肺合皮毛与卫气相通，卫气被郁则肺气不宣、失于清肃，致肺气上逆作咳。热邪伤津则口渴，然邪热不盛、伤津较轻，故虽口干而口渴不甚。喉为肺之门户，温热袭肺则咽喉红肿或痛。

2. 湿热在卫

以恶寒少汗、身热不扬、午后热甚、头重如裹、身重肢倦、胸闷脘痞、苔白腻、脉濡缓为主要特征。本证多因湿热邪气外袭皮毛所致，常见于夏秋二季。病变与人体的脾胃功能有密切关系，如饮食不节损伤脾胃则湿从内生；阴雨连绵热蒸湿动则湿热外袭，内外之邪相引发为本病。湿遏卫阳则恶寒少汗。因湿蕴热，热处湿中不易外散，则身热不扬。午后湿热交争最甚，故发热较午前明显。湿性重浊，内阻气机致清阳不升，故头重如裹。湿阻肌肉致气机不畅，故身重倦怠。湿遏胸阳则胸闷，湿阻脾胃则脘痞。苔白腻、脉濡缓，均系湿热内停之象。

3. 燥热在卫

以发热、微恶风寒、少汗、干咳或痰少而黏、咽干鼻燥、口微渴、苔薄白而干、舌边尖红、右脉数大为主要特征。其病多由感受秋令燥热病邪所致。初秋天气尚热，或久晴无雨，秋阳以曝，感之者多为温燥；深秋初凉，西风肃杀，感之者多为风燥，亦称凉燥。发热、微恶风寒、少汗为燥热在表之象；咽干鼻燥、口渴痰少系燥热侵肺，肺津受伤所致；苔白舌红、右脉数大皆为燥热伤及肺卫之征。

总之，卫分病变，多见以上三证，虽然它们的病位相同，但是由于病因不同，治疗也有差异。一用辛凉清解，宣肺疏卫，以退热止咳；一用芳香宣化，重在祛湿，湿浊一去，则热不独存；一用辛凉清润，除用轻宣肺卫药物外，又必须佐以甘寒生津之品，润肺以润燥。

二、气分病辨证思维概要

气分病是温热邪气深入脏腑，正盛邪实，正邪剧争，邪热亢盛所表现的证候。由于感邪有轻重之不同，体质有强弱之差异，四时气候亦有区别，因此感邪入里，可有卫分渐传至气分者；也有不经卫分而直入气分者。直入气分多见于素体阳盛或感邪过甚者。气分的病位较广，证型复杂，常见者有热壅于肺、胃热亢盛、热扰胸膈、热郁于胆、脾胃湿热等。

1. 热壅于肺

热壅于肺为气分热盛之初期阶段。多因温热之邪由表入里，卫分证已解，气分邪热炽盛，故发热而不恶寒，反恶热。肺热壅盛，炼津为痰，痰阻气机，肺失宣降，肺气上逆则咳嗽喘憋。热灼肺络，血从上溢则咳血。气分热盛，迫津外泄则汗出。热甚伤津，津不上润则口渴。苔黄燥、脉滑数均为肺热壅盛之征象。

2. 热郁胸膈

热郁胸膈是温热邪气由肺卫传入胃腑气分的中间阶段，主要表现为身热不甚，心烦懊恼，坐卧不宁，舌苔微黄，舌质红，脉数。本证因表邪虽解，然热入胸膈，郁而不宣所致。热郁胸膈不得宣泄，故身热不退；热扰心神则心烦懊恼，坐卧不宁。因热未入阳明胃腑，阳明尚未热盛，故虽身热而不甚。脉数苔微黄，说明温热已渐入于里。

3. 热炽阳明

热炽阳明指温热之邪入于阳明胃经，以壮热不退、不恶寒反恶热、口渴饮冷、大汗出、热不为汗解、面赤烦躁、呼吸气粗、舌红苔黄燥、脉洪大有力为主要特征。此属无形邪热弥漫足阳明胃经之候。胃为水谷之海，十二经气血皆禀受于此，故胃热炽盛则邪热随经气运行而达周身，内外皆热，故见壮热不退、不恶寒反恶热、热不为汗解。热伤胃津则口渴，迫津外泄则汗出，汗出津伤则口渴益甚，引水自救则喜冷饮。故大热、大渴、大汗为本证特点。苔黄燥而老、舌质红、脉洪大而数，均为里热壅盛之象。若见高热不退、汗出不止、大烦渴不解、气短身疲、背微恶寒、脉洪大而芤者，属壮火食气、大汗伤津、气随津泄所致气阴两虚之象。若体温骤降、大汗淋漓或汗出如油、气短息促，甚则张口抬肩、少气不足以息、精神疲惫、舌红而干、脉细欲绝或散大无根，此属气阴欲脱之候。多因气分壮热迫津外泄，津随汗竭，气随津脱所致。

4. 热结肠道

邪热入于肠腑，热结腑实，以日晡潮热、时有谵语、汗出口渴、小便短赤、大便燥结，或下利稀水、气味恶臭、腹满疼痛拒按、舌苔黄厚干燥或灰黑起芒刺，脉沉实而数为主要特征。此为气分邪热壅盛与大肠结滞相合而成的阳明腑实证候。阳明经气旺于申酉时，故日晡潮热。邪热内扰于心，心神被扰不能内守，故昏迷谵语。热灼津液则口渴，热迫津泄则汗出，热与糟粕搏结则便秘干结，热下移膀胱则尿赤，腑实内结、气机不畅则腹满疼痛拒按。下利稀水，古称"热结旁流"，是热迫肠津下泄之象；苔黄厚而燥，甚则起芒刺，脉沉实有力，均为气分热盛、肠腑结滞之候。

若潮热便秘，舌謇肢厥，神昏谵语，苔黄燥，质红绛，脉沉滑数，则为大肠燥结、热陷心包、气营同病之候。若晡热便秘，喘息胸闷，痰涎壅盛，舌苔黄厚而腻，脉沉滑数，右寸实大者，则为肺热下移大肠、表里同病之候。若潮热便秘，烦渴冷饮，小便短赤，淋沥涩痛，苔黄燥，脉滑数，左尺弦劲者，则为大肠热结、小肠热灼、大小肠同病之候。若温病日久，津液大伤，或素体阴亏，又患温病，症见身热，便秘腹满，口燥咽干，舌苔焦黄而燥，舌质红干舌体瘦，脉沉细小数者，则为阴虚肠结之候。若应下失下，温热病日久，身热腹满，口燥咽干唇裂，倦怠乏力，精神萎靡，大便燥结不下，苔黄燥焦黑，脉沉细无力，则为大肠热结、气阴两伤之象。

5. 胆热炽盛

以寒热如疟、热多寒少、口苦而渴、咽干胁痛、脘痞呕恶、舌红苔黄微腻、脉弦数为主要特征。热郁于胆，少阳枢机不利，故寒热如疟。胆热伤津，胆汁上逆，故咽干口苦而渴。胆经循行于两胁，右胁下为胆腑所处部位，邪热阻滞，经络不畅，故胁肋作痛。胆热犯胃，胃失和降，其气上逆，故恶心呕吐。舌红苔黄微腻，脉弦数，均为胆热之象。

6. 脾胃湿热

以头身困重、发热有汗、汗出热减继而复热、胸脘痞闷、纳呆呕恶、便溏不爽、苔腻、脉濡数为主要特征。多由湿热之邪外阻肌腠，内郁脾胃所致。邪阻肌腠，经络之气不畅，则头身困重；湿热交争，则发热汗出不解。一般汗出则热应退，但湿性黏滞，郁久难化，又可湿久蕴郁化热，故继而复热。湿热阻胃，升降失司，气滞不运，故胸脘痞闷，纳呆呕恶；湿邪下注则大便溏薄，湿阻气机，则大便溏泄不爽。苔腻、脉濡数均为湿热之象。若苔黄腻、脉滑数为热重于湿；若苔白腻、脉濡缓，则为湿重于热。

总之，气分病标志邪热入里，较卫分病深重，也是邪正交争极为剧烈的阶段。其主要症状以但热不寒为特点。由于病位不同，证候各异，治疗多采用清热、通下、和解、化湿诸法，以达到祛除病邪、恢复正气的目的。

三、营分病辨证思维概要

营分病是温热邪气内陷营分的深重阶段。营为血中之气，是血中的营养物质。其内通于心，故营分病以营阴受损、心神被扰的病变为主要特征。叶天士所说"心主血属营"（《温热经纬·叶香岩外感温热篇》）即此意。营分病证的来源大致有三：一是温热邪气由卫入气，由气入营，此是顺传；二是由卫直接入营，未经气分阶段，即为逆传；三是温热邪气直接陷入营分，也称逆传。造成逆传的原因多为温热邪气太过，超越卫气防御之能，因而影响及心包，涉及心神。或素体心阴不足，阴虚则生内热，当温热邪气内侵之时，其阴虚内热为温热邪气逆传心包提供了内在依据。且心肺同居上焦，为相邻之脏，故肺脏受病最易影响及心，这也是造成逆传的重要条件。

营分病在病变发展过程中，有卫营同病阶段，也有气分之邪未罢而营分之热已炽的气营两燔阶段。不论在哪一阶段，只要见到营分证，便说明邪气虽盛但正气已衰，病情比气分深重。营分病证常见者有热伤营阴、卫营同病、气营两燔、热陷心包等。

1. 热伤营阴

温热邪气深入营分，以身热夜甚、灼热不退、夜寐不安、口反不渴、心烦，甚则昏迷谵语，或见斑疹隐现，舌质红绛无苔，脉细数为主要特征。此为营分热盛，耗伤血中津液之候。邪入营分，营阴大伤，入夜以后，卫气入于营阴，与邪热剧争，故身热夜甚。邪热在气分阶段，已耗伤肺胃津液，故以口渴冷饮为主证。而邪热入于营血，则蒸化营阴，血中津液尚能上承，故口反不渴。但营分证的口渴虽较轻，并不标志其病情轻，若进一步发展，则可导致津枯液涸、亡阴失水等重症。夜寐不安、心烦谵语，为心营亏损，邪热扰心，神不守舍之象。斑疹隐现乃热伤血络，血不循经，溢于脉外之征。因营分证与血分证相较，病势尚轻，故仅见斑疹隐现，尚未成大片发斑之势。营阴耗伤，津液亏乏，故舌质红绛无苔。血中津液不足，经脉不充，则脉细；营热鼓动血行则脉数。

2. 卫营合邪

风热邪气侵袭体表，卫分之邪未解，邪热内陷营分，则为卫营合邪。以发热、微恶风寒、咳嗽胸闷、身热夜甚、心烦不寐、皮肤发疹、疹色红润、舌红绛、脉数为主要特征。发热，微恶风寒，咳嗽胸闷，是风热外袭、肺卫失宣之象，属卫分之候；身热夜甚，心烦不寐，舌红绛，乃风热邪气内袭、深入营分之兆，是营分证候。风热外袭，肺卫失宣，肌表气机不畅，营热内迫，鼓动气血，外行达表。血热郁于肌表不得宣发，瘀热阻于皮表络脉则发红疹。由此可见，疹之外发，乃营卫合邪所致。

3. 气营两燔

气分热邪未解，营分热邪又起，邪热炽盛于气营，故称"两燔"。以高热口渴、心烦躁扰、舌红绛、苔黄燥、脉数为主要特征。高热口渴、舌苔黄燥为气分热炽之象；心烦躁扰、舌红绛乃热伤营阴之征；脉数亦属热盛表现。

4. 热陷心包

多由卫气分邪热炽盛直接内陷心包所致。即如《温热经纬·叶香岩外感温热篇》所载："温邪上受，首先犯肺，逆传心包。"以身热灼手、痰壅气粗、四肢厥逆、神昏谵语或昏愦不语、手足瘛疭、舌謇肢厥、舌质红绛鲜泽、脉细滑数为特征。此证非独热盛，兼夹痰浊，故亦称"痰热蒙蔽心包"。其痰浊成因有二：一因邪热灼津成痰，致痰热胶结；二因患者素体痰盛，复感邪热内陷，热痰相搏。正如《温热经纬·叶香岩外感温热篇》所述："平素心虚有痰，外热一陷，里络就闭。"此证起病急骤，证情凶险。身热灼手系邪热内陷之征；痰壅气粗乃痰热壅盛之象；痰热闭阻气机，阳气不达四末，故见四肢厥逆，属热深厥深之候；痰蒙热扰致心神失守，则现神昏谵语或昏愦不语；心包热盛引动肝风，肝热筋挛则发为手足瘛疭；心包痰热阻络，舌体失荣，故见舌謇短缩。舌质红绛主营分热盛阴伤，脉细数而滑、苔黄燥皆为痰热内壅之征。

营分病证是温热病的严重阶段，故治疗应以清营保津为法。若症见里热虽盛，但舌不绛、脉不细，说明邪热仍在气分，不宜过早使用凉血清营之法，以免引邪深入。

四、血分病辨证思维概要

血分病是温热病变的后期阶段，也是温热病变发展过程中深重的阶段。心主血，肝藏血，故邪热入于血分，则势必影响及心肝两脏。肾藏精，精血又可互化，故温热病后期，津血大伤，亦势必耗伤肾精，波及其先天之本，以致耗伤真阴，导致亡阴失液。因此，血分病的病变部位以心、肝、肾三脏为主。

血分病的发病，不外温热病邪由气分传入血分，由营分传入血分，或起病急骤、病势凶险，初起未见气营阶段，病邪直入血分而发病者。

在血分病的病变过程中，存在气分证未罢而血分证已起的气血两燔阶段，亦有单纯血分病证的热盛动血、热盛动风、血热阴伤、虚风内动等证候。

1. 热盛动血

在营分病证基础上，更见身热夜甚，躁扰昏狂，斑疹透露，吐血衄血，便血尿血，或非时行经、量多鲜红，舌质紫绛而干，脉弦数。此为血分热毒炽盛阶段。热入阴血，夜间属阴，以阴济阴，故夜间正邪交争更剧而见身热夜甚。热灼血分，内扰神明，则躁扰昏狂。热邪迫血妄行，血不循经，溢于脉外则出血。上窍血络损伤则吐衄，下窍血络损伤则尿血便血，血溢肌肤则发斑。

2. 气血两燔

以气分病证的壮热口渴、苔黄燥，以及血分证的心烦躁扰、昏狂谵妄、吐衄发斑、舌质深绛同时并见为主要特点。由于气分热盛，正邪斗争剧烈，故壮热不退；热盛津伤则口渴；热入于心，心神不宁，则心烦躁扰，甚则昏狂谵妄；热邪入于血分，迫血妄行，灼伤血络，故见吐衄发斑。苔黄而燥为气分热盛，舌质深绛为血分热灼之征。

3. 血热动风

多见高热神昏，躁扰不安，手足抽搐，甚则颈项强直，角弓反张，两目上视，牙关紧闭，舌绛而干，脉弦数有力等症。此为温热邪气深入血分，导致肝经热盛，热极生风。血分热炽则高热不退，内扰神明则昏狂躁扰。肝藏血而主筋，肝热过甚，津血大伤，血不养筋，筋脉拘急，故见颈项强直，角弓反张。脉弦数乃肝热之象，舌绛而干乃血热阴伤。

4. 血热阴伤

以低热不退，夜热早凉，五心烦热，或手足心热，口燥咽干，神倦耳聋，舌红少津，脉虚大或结代或一息二至等为主要特点，多发于温热病重症后期。因肝肾阴亏，水不制火，虚热内生，故低热不退，夜热早凉。少阴之脉过手足心，或起于心胸，故心肾阴虚则五心烦热。真阴耗损，津不上承，故口燥咽干。肾水大亏，不能上济于心，则心阴大伤，心神失养，故神倦心悸。肾精亏损，不能充养于耳，故见耳聋。脉虚大或结代或一息二至者，皆为心阴心血不足，不能充脉所致。

5. 虚风内动

温热病重症后期，临床症见身体消瘦，皮肤干枯，唇焦舌痿，目陷睛迷，齿如枯骨，齿上积垢，昏沉欲寐，两颧红赤，手足蠕动，时有抽搐，或心中憺憺大动，或心中痛，舌红少津，脉细促，或结代。此乃温热病久，气阴两伤，肝血肾精亏耗，周身津液枯竭而形成的亡阴动风重症。由于津液枯竭，肝血肾精大损，目失所养，故目陷睛迷。肾主骨，齿为骨之余，肾精枯竭，齿失滋润，故齿燥如枯骨。孤阳上浮则两颧红赤，神失所养则昏沉欲寐。精血大亏，筋脉失养则手足蠕动，甚则抽搐，是谓虚风内动之象。心阴告竭，阴不敛阳，血不舍气，心气外越则心中憺憺大动，甚则心中痛。脉细促或结代乃心阴欲竭之象。脉症均属亡阴之候。

治疗血分证，常用凉血活血、育阴潜阳、养阴息风等法。潜阳息风时需特别鉴别其属热极生风或虚风内动。前者属实，当以凉血清热息风为主；后者属虚，当以养阴潜阳息风为主。

第七节　三焦病辨证思维方法

三焦辨证亦是温热病重要辨证方法之一，创新并充实了湿热病的辨证思维与方法。清代名医吴瑭根据《黄帝内经》三焦部位划分，在叶天士《温热论》卫气营血辨证基础上，结合温热病与湿热病传变规律，创立适用于时令热病（或兼湿）的三焦辨证分析方法。吴瑭在《温病条辨》中以三焦为纲、病名为目，贯穿卫气营血理论，着重总结所属脏腑在温病过程中的病理变化，并以此概括证候特征，尤借鉴《伤寒论》书写架构，总结出温热病及湿热病变的辨证论治纲领与规律，理法方药相贯，临床效应显著，由此形成温病学派时方体系，故与伤寒六经体系并驾齐驱，影响中医临床至今，贡献卓著。

三焦所属脏腑的病理变化与证候表现，也标志着温病发展过程的不同阶段。上焦包括手太阴肺与手厥阴心包。手太阴肺的病变多为温热病与湿温病的初期阶段；手厥阴心包的病变常由手太阴肺逆传而来，病情较重较深。中焦包括足阳明胃和足太阴脾。足阳明胃的病变多为温热病极期阶段；足太阴脾的病变多为温病中湿热病邪较突出的阶段。下焦包括足少阴肾和足厥阴肝。足少阴肾的病变常为温热病的后期，即亡阴失液阶段；足厥阴肝的病变则多出现动风、动血之候。

三焦所属脏腑的证候传变，一般是始于上焦手太阴肺，未愈则传入中焦脾胃，再未愈则传入下焦肝肾，此仅为一般规律。由于病邪性质的不同、感受邪气的轻重、人体正气的强弱，亦有未循上、中、下三焦传变者，如病初起即见手厥阴心包经高热证，或见足阳明胃经里热证。因此，三焦辨证规律亦以临床病证为主要依据。

一、上焦病辨证思维概要

上焦温病就其病邪性质可分为温热和湿热两大类。就其病变部位而言，则有肺与心包两个病位。

1. 温热初袭肺卫

以脉不缓不紧而动数，或两寸独大，尺肤热，头痛，微恶风寒，身热自汗，口渴，或不渴而咳，或午后热甚，苔薄白，舌边尖红为主症。此为风热之邪初袭肺卫，肺失宣降，卫失开合所致。正邪交争则发热，卫气被郁则恶寒，风主开泄则自汗，温热上壅则头痛，肺失宣降则咳嗽，热伤肺津则口渴，病在卫分则口渴不甚。脉不缓是有别于中风，脉不紧则更有异于伤寒。动数，即脉来浮数。苔薄白，病在卫分。舌边尖红，即肺经有热。若但咳，身不甚热，口微渴，为风温初犯上焦肺经之较轻者。若上焦温热兼咳血、衄血者，则为温热之邪损伤肺络，迫血妄行所致。若上焦温热兼有红疹外发者，为风热之邪内迫营血，外发肌肤所致。

2. 温热逆传心包

以灼热夜甚、夜寐不安，甚则昏迷谵语，或昏愦不语、舌謇肢厥，舌质红绛，脉细数为主症。此属温热病邪逆传心包，营热壅盛之候。营热燔灼则津液已伤，汗失生化之源，热无汗解而灼热不退；邪热入里，入夜后卫气行于阴经，与邪热相搏，故夜间热甚；邪热内扰心神则现昏迷谵语，或昏愦不语；阴阳不相顺接则见肢厥舌謇。舌红绛、脉细数皆为上焦营热病候。

3. 湿热遏阻卫气

多见恶寒重，发热轻，或不发热，或午后发热，头重如裹，肢体困重，胸闷无汗，神识呆滞，口黏不渴，脘痞纳呆，或肠鸣便溏，苔白腻，脉濡缓等症。多因外感湿邪，湿郁肌表，内困脾土所致。湿困肌表，卫阳被郁，化热不甚则恶寒重、发热轻而无汗。湿为阴邪，重浊黏腻，蒙蔽于上则头重如裹，困于中焦则脘痞纳呆，阻于经络则肢体困重，流于肠间则肠鸣便溏，清阳不升则神识呆滞，湿盛热轻则口黏不渴。病变初起，湿浊蕴热尚未明显，故苔白腻，脉濡缓。

4. 痰热蒙蔽心包

症见身热不扬，午后热甚，神志呆滞，时昏时醒，昏则谵语，醒则痴呆，苔黄腻，脉滑数。多因湿热郁蒸，酿成痰热，上蒙心包所致。热蕴湿中，湿遏热伏，故身热不扬；午后阳明经气旺盛，与邪抗争，故午后热甚。湿热酿痰，蒙蔽心窍，故见神昏谵语。苔黄腻、脉滑数均为痰热之象。

上焦湿热温病在辨治时，应注意不可早用苦寒，以免引邪入里，即使是手厥阴心包证，亦需苦寒、甘寒同用。湿为有形之邪，必须注意给湿邪以出路，或从汗走，芳香宣化；或从下走，淡渗利湿。并佐以行气之品，所谓气行则湿亦能化。

二、中焦病辨证思维概要

中焦温病就其部位而言，主要在脾胃与大肠，但胃与肠多属温热，脾与胃多属湿热。温热在胃多为阳明经证，温热在肠多为阳明腑证。湿热在胃多见热重于湿，湿热在脾多见湿重于热。

1. 温热在胃

症见面目俱赤，语言重浊，呼吸俱粗，大便秘结，小便涩，舌苔老黄，甚则焦黑起刺，但恶热，不恶寒，汗出，日晡潮热，口大渴，脉洪大而躁急。此为温热病邪入胃，化燥伤津之候。阳明经脉循于面，热邪循经上蒸则面目俱赤。肺为热灼，清肃失职，故语言重浊，呼吸俱粗。温热迫津外泄则汗出。热灼胃津则口渴、溲黄而涩。肠燥津伤则大便秘结，正邪剧争则发热恶热。日晡之时，阳明气旺，正邪斗争益剧，故日晡潮热。舌苔黄燥，脉洪大均为足阳明胃热壅盛之象。

2. 温热在肠

以大便燥结、痞满拒按疼痛、脉沉数有力，甚则脉体反小而实为主症。此乃胃热下移大肠，大肠津伤，热与糟粕相搏结所致。

3. 湿热蕴于脾胃，湿重于热

以脘腹痞满，纳呆呕恶，大便溏薄或排便不爽，身热不扬，肌肉酸楚，口渴不饮，面色淡黄，神呆少言，苔白腻，脉濡缓为主要特点。多因上焦湿热传变，或外感湿热之邪，内伤脾胃所致；亦可因饮食不节，酿生湿热而成。湿邪偏盛，病位主脾。脾主大腹，胃主中脘，脾气主升，胃气主降，脾胃受损则升降失司。湿停中焦则痞满，脾失健运则纳呆，胃气上逆则呕恶，湿注肠腑则便溏，湿阻气机则排便不爽，热伏湿中则身热不扬，湿不伤津则口不甚渴，湿蒙清窍则神志呆滞。面黄为脾经蕴湿，苔腻为湿困中州，脉濡为湿伤脾气，脉缓为湿阻气机。症状各异，病机则一。

4. 湿热蕴于脾胃，热重于湿

症见壮热汗出，烦渴喜饮但饮不多，胸闷身重，舌苔黄腻偏干，脉滑数。此属温热在胃、湿蕴于脾之候。壮热汗出、烦渴喜饮为阳明胃热炽盛之征；脘闷身重、舌苔黄腻则属脾经蕴湿之候。苔黄主热，腻主湿，干则热重于湿。

治疗中焦温热病，尤应注意有无里结。若仅邪热在胃，大清气分之热即可；若邪热已结于肠，便当攻逐热结。但均不可纯用苦寒，可考虑苦寒与甘寒配合使用。中焦温热，津液大伤，津液无生化之源，故常见小便短少。虽短少亦应严格忌用淡渗之品，以免再伤津液。故《温病条辨》明确指出："温病，小便不利者，淡渗不可与也，忌五苓、八正辈。"

三、下焦病辨证思维概要

下焦温热或湿热病变，一般均由中焦温热或湿热病传变而来。多见于温病后期，病位常在肝肾及大小肠、膀胱。病在于肝，多损伤肝藏血功能，出现肝血亏耗、血不养筋之虚风内动证候。病在肾，则常损及肾藏精功能，可出现真阴大伤、亡阴失液之证。肝肾同源，精血互化，故病变常互相影响。

病在大肠，损及大肠传导，可出现湿热下注或传导不爽。病在小肠、膀胱，可损及泌别与气化功能，可见清浊不分、气化不利的小便不通等症。

1. 虚风内动

温病日久，症见手足蠕动，甚则瘛疭，神倦肢厥，心中憺憺大动，舌绛苔少，脉来虚弱。此为肾阴大亏，水不涵木虚风内动之候。精血耗损，筋脉失养则手足蠕动，甚则瘛疭抽搐。肾水不足，不能上济心阴，则心阴不足，心神失于内守，故心中憺憺大动。舌绛苔少，脉虚弱均属肝肾阴伤之象。

2. 肾阴耗损

温病久羁，症见低热不退，暮热早凉，手足心热，两颧红赤，口燥咽干，神倦、耳聋，脉虚，苔少质红干瘦。此为温热伤及下焦，真阴耗损，阴虚内热所致。阴液亏损，无以制阳，阳浮于外，故低热不退，暮热早凉；阳浮于上则两颧红赤。肾水不足，上不济咽则口燥咽干；精不足则神倦、耳聋、脉虚；肾阴亏则苔少质红干瘦。手少阴心经与足少阴肾经循行过手足心，故肾阴亏损常见手足心热高于手背。

3. 下焦湿热

症见小便不利，渴不多饮，小腹胀满或小腹硬满，大便不通，头胀昏沉，苔灰白、黄腻，脉濡数。此乃湿热之邪传入下焦，阻滞膀胱与大肠所致。膀胱气化不行则小便不利，大肠传化滞涩则大便不通，津不上承则渴不多饮，湿浊上蒙则头胀昏沉。苔灰白、黄腻，脉濡数，均为湿热郁蒸之象。

病入下焦，真阴大耗，故凡苦寒伤津之品，均不宜用。汗下之法，尤当禁忌。温病愈后，应避风寒、节饮食、调情志、远房帏。否则再感风寒，饮食不节，喜怒悲忧，房事过度，均可诱使温病再发。

下篇 大医之术

第四章　临证技法

第一节　"但见一证便是，不必悉具"

一、"但见一证便是，不必悉具"的源流与贡献

"但见一证便是，不必悉具"是中医临床辨证论治的重要思维方法。该临证思维源自《伤寒论·辨太阳病脉证并治》第 101 条原文。《伤寒杂病论》由东汉医学家张仲景在《黄帝内经》《难经》《神农本草经》等理论基础上，结合自身临床实践经验，系统总结汉代以前医学成就，创立"六经辨证"理论体系而成。该书后经整理分为《伤寒论》与《金匮要略》，为中医临床医学理、法、方、药的体系化发展奠定了坚实基础。

《伤寒论》"六经辨证论治"体系的形成，体现了张仲景基于《素问·热论》"三阴三阳""六经分证"等理论观点，结合脏腑经络、病因病机、治则方药等内容进行的有机整合。他创造性地将外感热病与内伤杂病的证候演变规律及论治方药相结合，构建了完整、系统且实用的临床辨证论治体系，开创临证思维与辨证论治之先河，并为后世八纲辨证、气血津液辨证、脏腑辨证及温病学卫气营血辨证与三焦辨证等方法的成熟发展奠定了方法论基础。

从原创临证思维内涵来说，《伤寒论》对后世中医学的发展有两方面重大贡献和启示。

一是构建了"六经病脉证并治"体系，为中医临床各学科的后世发展提

供了理、法、方、药的科学规律和方向，其各经病证之纲证、本证、主证、兼证、变证、禁证、坏证、死证等，临证思维缜密，系统完善，一目了然，无不具有普遍性指导意义。其所列 112 方（原书 113 方，其中 1 方丢失）、397 法，虽不能方方皆效、法法皆灵，但应用广泛，形成流派，确有实效，则是学界共识。此亦说明了"六经辨证"思维观点的科学意义和实用价值。

二是提出了在临床辨证分析过程中，在特定条件下，"但见一证便是，不必悉具"的快速临证思维辨析方法，提示其在临床诊治疾病时，确能较快抓住主症、把握主证病机，不被临床病证之兼证复杂或表现真假所干扰，具有快速确诊、处方给药的优势。自古以来，历代名医亦多依此临床思维和流程而扬名于当时，积累丰富临床经验，并将其实践经验传承后世。因此，"但见一证便是，不必悉具"的临证思维方法，充分体现张仲景强调把握病证主要矛盾、解决主要矛盾，以简驭繁、精准识病的科学思维观点，确是临床辨证论治行之有效的方法和途径。20 世纪中医界出现的所谓"抓主症"创见之争，亦无非是对仲景"但见一证便是"的深化理解存在先后差异而已。

二、"但见一证便是，不必悉具"的原创内涵与限定

"但见一证便是"原文载于《伤寒论》（第 101 条），即"伤寒中风，有柴胡证，但见一证便是，不必悉具"。其表述内涵限定有三个方面：一是病变发展至一定的阶段，即"伤寒中风"（第 101 条）、"伤寒五六日，中风"（第 96 条）；二是有明确的方证要素，即"有柴胡证"（第 101 条）；三是有明显的病症表现或范畴，即少阳病的纲要证，"少阳之为病，口苦，咽干，目眩也"（第 263 条），以及少阳病本证小柴胡汤证之"伤寒五六日，中风，往来寒热，胸胁苦满，默默不欲饮食，心烦喜呕"（第 96 条）。而接述的"或胸中烦而不呕，或渴，或腹中痛，或胁下痞硬，或心下悸、小便不利，或不渴、身有微热，或咳者"（第 96 条）等"或然"症状，均是少阳纲证和四大本证之兼夹症状，均不能单独反映外邪侵犯少阳，胆火上炎，枢机不运，经气不利，进而影响脾胃，胃气上逆之少阳病机。徐建虎等的研究报告运用数据挖掘技术，搜集整理小柴胡汤医案 147 则，全部案例均采用原方治疗，未进行加减。经

统计学分析，结果认为口苦、咽干、目眩、往来寒热、胸胁苦满、不欲饮食、心烦喜呕具有诊断小柴胡证的指标意义。"但见一证"即指往来寒热、胸胁苦满、心烦喜呕、不欲饮食四者之一。[①]

关于"但见一证便是"辨证思维的提示，为什么在太阳病篇出现，却是少阳病篇的辨证点睛之笔？根据仲景先师临证思维缜密、全面考量之推论，其所著"辨太阳病脉证并治"载140条，"辨阳明病脉证并治"录71条，而"辨少阳病脉证并治"仅26条，其后"辨太阴病脉证并治"8条，"辨少阴病脉证并治"42条，"辨厥阴病脉证并治"45条。可见，张仲景撰述《伤寒杂病论》时，各篇病脉证治的临床资料确有多寡之别，或如《素问·热论》所言"今夫热病者，皆伤寒之类也"，彼时临床所见病证多属正邪交争于肌表或累及脏腑的太阳病，或邪入阳明从热化燥，影响胃肠功能而发为里热实证，故太阳病、阳明病资料尤为翔实。因临证资料丰富，故辨析思维更为深入。而少阳病、太阴病阶段病例较少，所见病证资料有限，致其辨证分析未能如太阳病、阳明病般细致。由此推测，或因临证资料不足致论述未臻完备，亦不排除王叔和整理时书简散佚之故。然仲景已精要标示少阳、太阴、少阴、厥阴等病证发展阶段的本证、兼证及或然证，其学术贡献卓著。尤需强调的是，仲景为使"六经辨证论治"体系得以传承，或为解惑门人，高明指出：凡病程发展至少阳病阶段，若现柴胡证，即可遵"但见一证便是，不必悉具"之旨及时论治，无须待本证悉现再行确诊，以免贻误病情。此举尽显仲景临证决断之宗师风范。

三、"但见一证便是，不必悉具"临证思维的拓展及其深远意义

"但见一证便是，不必悉具"是具有远见卓识的临床辨证思维方法，开启了当代"抓主症"辨证施治之先河，为现代中医临证思维中辨主症及辨证与辨病相结合的模式奠定了基础。傅延龄在总结刘渡舟"抓主症"方法时指出："主症就是疾病的主要脉症，是疾病之基本的病理变化的外在表现，每

[①] 徐建虎，张琦，陈甲秀，等.基于147则医案分析小柴胡汤的"但见一证"[J].中医杂志，2014，55（5）：424-426.

一种病证都有它特异性的主症，可以是一个症状，也可能由若干个症状组成。抓主症方法，即依据疾病的主要脉症而明确诊断并处以方药的辨证施治方法。"其特点主要体现在两方面："其一，抓主症一般不需作直接的病机（包括病因、病位、病势、病性）辨析，病机辨析潜在于主症辨析。其二，主症多与首选方剂联系在一起，抓主症具有'汤证辨析'的特点。"①

陈庆平等撰文介绍印会河教授"抓主症"的临床观点，认为"辨证是基础，辨病是方向，证只是反映了疾病的现象，通过辨证认识了病才是抓到了疾病的本质。辨证时首先要抓主症，主症最能反映疾病的本质"。②

仝小林等撰文指出"'但见一证便是'的抓主症思维方法不仅简化了临床辨证过程，同时可以指导临床组方配伍"，"中医从症论治经历了几千年的发展过程，从早期的对症认识，发展到识病辨证这一过程，其中有症与病证结合的论治，也有就症论症，对症治疗，随症加减的遣方用药。盖一症一方、一症一药（亦）凝结着每一时代医学家刻意探求所得的宝贵经验"。并进一步提出"辨主症＋辨证为中医自身的内在规律，对症治疗上的辨证论治可以解决许多单纯依靠西医学对症治疗而效果不理想的病证"。并预示"随着医学及科技的发展，时至今日，中医学内在规律可补充为辨主症＋辨证＋辨病，并相信中医自身的内在规律会逐渐完善、明晰"。③

四、"但见一证便是，不必悉具"临证思维在太阴病、少阴病、厥阴病等病程阶段的拓展运用

1. "但见一证便是"在"辨太阴病脉证并治"中的拓展运用

（1）病证范畴：太阴病纲要证、本证。

"太阴之为病，腹满而吐，食不下，自利益甚，时腹自痛。"（273 条）

---

① 傅延龄，刘渡舟. 抓主症方法的认识与运用［J］. 中国医药学报，1993，（4）：43-44.
② 陈庆平，王诗雅. 印会河教授辨痰治咳喘的经验［J］. 北京中医药大学学报，1995，（3）：12-14.
③ 仝小林，刘文科. "但见一证便是"的临床价值及应用体会［J］. 上海中医药杂志，2010，44（2）：32-33.

"自利不渴者，属太阴。"（277 条）

（2）方药汤证：四逆汤证（附子、干姜、甘草）。

（3）备选症状：腹满、呕吐、食不下、泄泻、不渴、时腹自痛。

2. "但见一证便是" 在 "辨少阴病脉证并治" 中的拓展运用

（1）病证范畴：少阴病纲要证、本证。

"少阴之为病，脉微细，但欲寐也。"（281 条）

"少阴病，欲吐不吐，心烦，但欲寐，五六日自利而渴者，属少阴也……若小便色白者，少阴病形悉具。"（282 条）

"少阴病，饮食入口则吐，心中温温欲吐……始得之，手足寒……干呕者，不可吐也，当温之……"（324 条）

"少阴病……腹痛，小便不利，四肢沉重疼痛，自下利者，此为有水气。"（316 条）

"少阴病，身体痛，手足寒，骨节痛，脉沉者……"（305 条）

"少阴病……口中和，其背恶寒者……"（304 条）

"少阴病，吐利，手足逆冷，烦躁欲死者……"（309 条）

"少阴病，下利，便脓血者……"（306 条）

（2）方药汤证

四逆汤证（附子、干姜、炙甘草）。

真武汤证（茯苓、芍药、生姜、白术、附子）。

吴茱萸汤证（吴茱萸、人参、生姜、大枣）。

桃花汤证（赤石脂、干姜、粳米）。

（3）备选症状

嗜睡，欲吐而哕，心烦，手足厥冷，下利口渴，小便色白，脉沉微细。（四逆汤证选用）

腹痛，小便不利，四肢沉重疼痛，自下利。（真武汤证选用）

身痛，背畏寒，手足逆冷，骨节痛。（附子汤证选用）

手足厥冷，呕吐下利，烦躁欲死。（吴茱萸汤证选用）

腹满，下利不止，小便不利，便脓血。（桃花汤证选用）

3."但见一证便是"在"辨厥阴病脉证并治"中的拓展运用

（1）病证范畴：厥阴病纲要证、本证（上热下寒证）。

"厥阴之为病，消渴，气上撞心，心中疼热，饥而不欲食，食则吐蛔。"（326条）

"病者静，而复时烦……"（338条）

"消渴，小便反多，以饮一斗，小便一斗……"（《金匮要略·消渴小便不利淋病脉证并治第十三》）

（2）方药汤证

乌梅丸证（乌梅、细辛、干姜、黄连、附子、当归、黄柏、桂枝、人参、蜀椒）。

肾气丸证（生地黄、山药、山茱萸、泽泻、牡丹皮、桂枝、炮附子）。

（3）备选症状：消渴，气上撞心，心中疼热，饥而不欲食，食则吐蛔。

五、"但见一证便是，不必悉具"临证思维在温病"三焦辨证"中的拓展应用

三焦辨证论治体系是清代著名医家吴鞠通创立的温病诊疗体系。其所著《温病条辨》系统论述四时温病的病因、病机与传变规律，并对证候、治法及方药进行创造性总结。该书参鉴张仲景六经辨证、刘河间温热病机理论、叶天士卫气营血辨证体系及吴又可《温疫论》学术观点，构建三焦辨证学说，创新发展温病辨证论治体系，使中医临床对温病与疫病的诊疗取得突破，为后世传染性热病的辨证施治奠定基础。其所创银翘散、桑菊饮、清营汤、连梅汤，以及救治危证之复脉汤、大小定风珠等方剂，至今仍被广泛应用。吴氏长期行医于京师，对叶天士温病学说北传及京都时方学派形成贡献卓著。吴鞠通指出《温病条辨》"是书仿《伤寒论》作法"，"虽为温病而设，实可羽翼伤寒"，"《伤寒论》六经由表入里，由浅及深，须横看；本书论三焦由上及下，亦由浅入深，须竖看，与《伤寒论》为对待文字，有一纵一横之妙，学者诚能合二书而细心体察，自无难识之证，虽不及内伤，而万病诊法，实不出此一纵一横之外"，诚如斯论。

"但见一证便是，不必悉具"虽为伤寒少阳病纲要证和本证而设，然仲景所述真知灼见非独针对少阳一证之变化，亦非囿于"六经辨证"体系，当具普遍指导意义。故择要举例试用于温病之"三焦辨证"体系，抛砖引玉，就教于医界同仁。

1. "但见一证便是"在上焦太阴温病证治中的拓展运用

（1）病证范畴：太阴湿温（寒湿证）本证。

"头痛，恶寒，身重疼痛，舌白，不渴，脉弦细而濡，面色淡黄，胸闷不饥，午后身热，状若阴虚，病难速已，名曰湿温。"（《温病条辨·上焦篇》第 43 条）

"湿温邪入心包，神昏肢逆，清宫汤去莲心、麦冬，加银花、赤小豆皮。"（《温病条辨·上焦篇》第 44 条）

（2）方药汤证

三仁汤证（杏仁、飞滑石、白通草、豆蔻、竹叶、厚朴、生薏苡仁、半夏）。

清宫汤加减（玄参心、竹叶卷心、连翘心、犀角尖、金银花、赤小豆皮）。

（3）备选症状

头痛恶寒，身重困痛，面色淡黄，胸闷，午后身热。（三仁汤证选用）

神昏肢厥。（清宫汤加减证选用）

2. "但见一证便是"在中焦阳明温病证治中的拓展运用

（1）病证范畴：阳明温病热厥本证。

"阳明温病，面目俱赤，肢厥，甚则通体皆厥，不瘛疭，但神昏，不大便七八日以外，小便赤，脉沉伏，或并脉亦厥，胸腹满坚，甚则拒按，喜凉饮者……"（《温病条辨·中焦篇》）

（2）方药汤证：大承气汤证（大黄、芒硝、厚朴、枳实）。

（3）备选症状：面红，四肢厥逆，神昏，大便七八日未解，胸腹满硬，小便赤，脉沉伏。

3. "但见一证便是"在下焦少阴、厥阴温病证治中的拓展运用

（1）病证范畴：少阴、厥阴热邪深入，劫阴动风本证。

"风温、温热、温疫、温毒、冬温，邪在阳明久羁，或已下，或未下，身热面赤，口干舌燥，甚则齿黑唇裂，脉沉实者……脉虚大，手足心热甚于手足背者……"（《温病条辨·下焦篇》第1条）

"温病误表，津液被劫，心中震震，舌强神昏……汗自出，中无所主者……"（《温病条辨·下焦篇》第2条）

"温病耳聋，病系少阴……"（《温病条辨·下焦篇》第3条）

"温病已汗而不得汗，已下而热不退，六七日以外脉尚躁盛者……"（《温病条辨·下焦篇》第5条）

"汗下后，口燥咽干，神倦欲眠，舌赤苔老……"（《温病条辨·下焦篇》第7条）

"热邪深入，或在少阴，或在厥阴，均宜复脉。"（《温病条辨·下焦篇》第8条）

"少阴温病，真阴欲竭，壮火复炽，心中烦，不得卧者……"（《温病条辨·下焦篇》第11条）

"热邪深入下焦，脉沉数，舌干齿黑，手指但觉蠕动，急防痉厥……"（《温病条辨·下焦篇》第13条）

"下焦温病，热深厥甚，脉细促，心中憺憺大动，甚则心中痛者……"（《温病条辨·下焦篇》第14条）

"热邪久羁，吸烁真阴，或因误表，或因妄攻，神倦瘈疭，脉气虚弱，舌绛苔少，时时欲脱者……"（《温病条辨·下焦篇》第16条）

（2）方药汤证

加减复脉汤证（炙甘草、生地黄、生白芍、麦冬、阿胶、火麻仁）。

救逆汤证（加减复脉汤去火麻仁，加生龙骨、生牡蛎、人参）。

黄连阿胶汤证（黄连、黄芩、阿胶、白芍、鸡子黄）。

二甲复脉汤证（加减复脉汤加牡蛎、鳖甲）。

三甲复脉汤证（二甲复脉汤加龟甲）。

大定风珠汤证（生白芍、阿胶、生龟甲、生地黄、火麻仁、五味子、生牡蛎、麦冬、鳖甲、鸡子黄、炙甘草）。

（3）备选症状

身热面赤，口干舌燥，甚则齿黑唇裂，手足心热甚于手足背，耳聋，心中悸动不安，舌强神昏，神倦欲眠，苔黄褐老质赤，脉沉实有力，或脉躁盛。（加减复脉汤证选用）

汗自出不止，中无所主，脉虚大而散。（救逆汤证选用）

心烦，不得卧。（黄连阿胶汤证选用）

手指蠕动，舌干齿黑，脉沉数。（二甲复脉汤证选用）

热盛，四肢逆冷，心中憺憺大动，甚则心中痛，脉细促。（三甲复脉汤证选用）

神倦，肌肉抽搐瞤动，苔少质绛，神气欲脱。（大定风珠汤证选用）

第二节　"抓主症"用药经验

一、周身痛用当归、丹参、制乳香、制没药、白及

在刘燕池教授 60 余年临诊观察中，慢性病所致全身性疼痛较为常见。肝郁之胸胁痛、胃肠气滞之腹痛、肝肾阴虚之腰胸胁痛、泌尿系统疾病之少腹痛及妇科病痛，其证型纷繁复杂。多数医家诊治此类疾病时，往往首责气血，动辄以气滞血瘀、不通则痛立论，径用桃仁、红花，甚或血府逐瘀汤、少腹逐瘀汤，然疼痛未得缓解。刘燕池教授由此思及张锡纯临证经验。张锡纯当年接诊周身疼痛之老年患者甚众，其以活络效灵丹（当归、丹参、乳香、没药 4 味）施治收效显著。刘燕池教授于原方基础上加用白及，盖因单纯气滞疼痛，如胸胁痛、腹痛等，实属血脉瘀阻所致，若妄投桃仁、红花恐有耗血之虞。络脉布散周身，故活络效灵丹可广泛施治于头痛、四肢痛、胸胁痛、痛经等症。加用白及之理，在于其功擅止血，然《本草经疏》明载："（白及）苦能泄热，辛能散结。痈疽皆由荣气不从，逆于肉里所生。败疽伤阴死肌，皆热壅血瘀所致，故悉主之也。"其味辛苦兼具行散泄热之性，质

柔润而能入筋骨滋养血脉，与当归、丹参、制乳香、制没药配伍，于全身性疼痛疗效显著。

二、畏寒用太子参、桂枝、白芍

畏寒即怕冷，指自觉怕冷、得衣被可缓解的症状，多因自身阳虚阴盛，或外感寒邪加重畏寒，或机体功能失调所致。刘燕池教授临床治疗畏寒常在辨证基础上使用药对——太子参、桂枝、白芍以标本兼治。桂枝温阳化气、温通经脉，归肺经；白芍益气养阴，归肺、肝经。两者配伍调和营卫，使卫气温煦功能得以恢复。太子参补气生津，归脾、肺经，气阴双补，且其性较人参平和，不易导致上火，气旺则温煦功能得复。三药并用，使营卫协调，阳气充沛且布达周身，则畏寒自愈。

三、高热用石膏、知母、升麻

正常人体体温为 36~37.4℃，由于各种疾病或其他原因而使体温升高称为发热，当人体体温高达 39~41℃时称为高热。西医学认为，高热主要分为两种：感染性和非感染性。感染性发热由病原体（病毒、细菌、支原体、螺旋体）引起，非感染性发热有内分泌失调、体温调节中枢失常、抗原-抗体反应等原因。中医学认为发热的原因可概括为外感和内伤两类。外感发热系因感受外邪所致；内伤发热则是由于情志、饮食、房事、劳倦等内伤因素，导致阴阳失衡，或脏腑气血虚损引起。高热、大热一般认为是实证的表现，故刘燕池教授临床常采用"清"法，药用石膏、知母、升麻并结合辨证论治。石膏性大寒，入肺、胃经，功善清热泻火，除烦止渴。知母苦寒，归肾、肺、胃经，具有清热泻火，滋阴润燥的功效。"石膏无知母不寒"，石膏、知母为伍在经方中常用于治疗实热证，如白虎汤。此外，知母亦能补少阴之阴液，防止大热传变。升麻性微寒，归肺、脾、胃、大肠经，善于升举阳气，发表透疹，清热解毒。《雷公炮制药性解》言其能引石膏，止阳明之齿痛。三药为伍，使药力直达病所，功专清大热、除烦渴。

四、潮热用银柴胡、生地黄、地骨皮

潮热指发热按时而至，如潮水定时来潮。多为午后潮热，多因阴虚、湿热、胃肠实热所致。部分围绝经期综合征患者常伴汗出、心悸而现躁热症状。多数情况下，潮热自面部或胸部始发，蔓延至全身，部分患者发作时可见面部明显潮红。每次发作可持续20~30分钟，发作频次不定，可一周数次，亦可一日数发，甚者每小时皆作。刘燕池教授认为，此型围绝经期综合征潮热病机多属阴虚火旺，故临床常以银柴胡、生地黄、地骨皮滋阴清热。银柴胡味甘，性微寒，可清虚热，治阴虚发热、骨蒸劳热；生地黄味甘，性寒，可清热凉血、养阴生津，治阴虚发热、骨蒸劳热；地骨皮味甘，性寒，可凉血除蒸，治阴虚潮热、有汗骨蒸。三药相伍，共奏清热滋阴除蒸之效。

五、无汗用麻黄、白芍、桂枝

无汗是指当出汗时而不出汗的症状，常因邪闭、表实、津血不足等原因所致。伤寒无汗，如太阳表实证，症见风寒外束、头痛发热、恶风、无汗而喘，可用麻黄汤治疗。盛夏当汗而无汗者，《赤水玄珠·汗门》引丹溪曰："盛夏浴、食无汗为表实。"另有阴血耗伤致无汗者，《灵枢·营卫生会》云："夺血者无汗。"亦有阳虚无汗者，《伤寒明理论·无汗》载："诸阳为津液之主，阳虚则津液虚少，故无汗。"临床需根据病因病机审因施治。"阳加于阴谓之汗"，故阳气与阴津失调皆可致无汗。刘燕池教授以桂枝升发阳气，白芍滋养阴血，先调阴阳之和，再借麻黄辛温发散之力发汗，此法多用于风寒邪气闭阻所致无汗证。

六、自汗用浮小麦、生黄芪、大枣

自汗指不受外界环境因素（如劳累、炎热、衣着过暖、服用发汗药等）影响，时时汗出，活动尤甚的症状。宋代陈无择《三因极一病证方论·自汗论治》曰："无问睡醒，浸浸自出，名曰自汗。"自汗多见于气虚和阳虚证，但并不局限于此，其亦有因阴虚所致。阴虚之人，阳气偏旺，又合昼日天阳之助，内热加重，蒸腾津液外出，故亦可致自汗。当然，自汗也可造成患者阴液不足，两者可互为因果。明代张景岳《景岳全书·汗证》中讲述："自汗盗汗亦各有阴阳之证，不得谓自汗必属阳虚，盗汗必属阴虚也。"因此，自汗作为汗证的一种，病机总属阴阳营卫失衡。刘燕池教授在临床治疗自汗时，常在辨证基础上使用浮小麦、生黄芪、大枣药对。浮小麦性味甘凉，归心经，能益心气、敛心液。其轻浮走表，能实腠理、固皮毛，有养心敛液、固表止汗之效，可用于治疗自汗、盗汗等病；其甘凉并济，能益气阴、除虚热，亦可用治阴虚发热。生黄芪味甘、微温，入脾、肺二经，有益卫固表、补气生津之效，常用于治疗表虚自汗及气虚津亏者。大枣益气养血，有固护脾胃之效。三药合用，集益气、补津、敛汗之功于一体，对自汗有显著治疗效果。

七、盗汗用地骨皮、生地黄、牡丹皮

盗汗以入睡后汗出异常、醒后汗泄即止为特征，一般责之于阴液不足。《医宗必读》云："肾阴衰不能内营而退藏，则内伤而盗汗。"然盗汗又非尽属阴虚，如《景岳全书·汗证》所言"不得谓自汗必属阳虚，盗汗必属阴虚也""盗汗亦多阳虚也"。刘燕池教授临床诊治阴虚盗汗时，常以地骨皮、生地黄、牡丹皮配伍。《本经逢原》载："干地黄……内专凉血滋阴，外润皮肤荣泽，病人虚而有热者宜加用之。"《雷公炮制药性解》述牡丹皮："东垣以此治无汗骨蒸，六味丸及补心丹皆用之，盖以血患火烁则枯，患气郁则新者不生。此剂苦能泻阴火，辛能疏结气，故为血分要药。"生地黄甘寒质润以养阴润燥，入心肝血分能清营凉血以泄邪热，其重在滋阴，使阴生则热易退。牡丹皮性寒，味苦而兼辛，善透散邪热，使热退则阴易复。地骨皮性寒，味甘而淡，善清阴分虚热，益阴而止汗。三者协同，共奏滋阴清热止汗之效。

八、心胸汗用合欢皮、黄芩、黄连

心胸部汗出多责之于心、肺、肾之气血阴津不足的虚证，除汗出外还可兼见心悸多梦、失眠健忘、心神不安等症状，治以养心安神、补气养血、滋阴降火等法。然而刘燕池教授认为心胸汗出亦有实热之证，除心胸汗出外，还可见烦躁不安、面红目赤、口干欲饮等热象，故取合欢皮、黄芩、黄连以清心肺之火，热除汗自止。合欢皮性味甘平，入心、肝经，善解肝郁，为悦心安神之要药，能使五脏安和，心志欢悦，以达安神解郁之效。《本草汇言》载："合欢皮，甘温平补，有开达五神，消除五志之妙应也……味甘气平，主和缓心气，心气和缓，则神明自畅而欢乐无忧。"心者火脏，为诸热之主，黄芩苦寒清心，则可清诸热；黄芩又入肺经，可泄肺热。《本草正义》言黄连："黄连大苦大寒，苦燥湿，寒胜热，能泄降一切有余之湿火，而心、脾、肝、肾之热，胆、胃、大小肠之火，无不治之。"故三者合用，以黄芩、黄连泄心胸之火，以合欢皮解心胸之郁并安心神。

九、恶风用黄芪、防风、炒白术

恶风多由邪气侵袭、表气不固等引起，多用解表祛风、益气固表之法。刘燕池教授则以防风祛外来之邪气，以黄芪既可固在表之卫气，又能与白术培土生金更健表气，三者合用则可祛外邪、固表气、强中气。黄芪能补肺脾之气，益卫固表，治脾肺气虚所致卫气不固。《雷公炮制药性解》言其："外固表虚盗汗，腠理充盈。黄芪之用，专能补表，肺主皮毛，脾主肌肉，故均入之。"防风辛温发散，气味俱升，以辛散祛风解表为主，主大风，如《本草经解》所言："伤风则恶风，恶风风邪，在表之风也；肝开窍于目，目盲无所见，在肝经之风也；风行周身，在经络之风也；骨节疼痛，风在关节而兼湿也，盖有湿则阳气滞而痛也。皆主之者，风气通肝，防风入肝，甘温发散也。"炒白术能益气健脾固表，其作用与黄芪相似而力稍弱。

十、胃脘胀痛可用炒莱菔子、枳实、厚朴

不通则痛，胃脘胀痛可归结为"郁"。朱丹溪在《素问》郁证理论基础上阐发气郁、血郁、痰郁、湿郁、食郁、热郁之六郁论，主张气郁为六郁之因，气失通畅为郁可影响及其他。刘燕池教授临证之际对朱氏行气思想亦作

发挥：一方面用行气之品理气开郁散结，然须避免行气药香燥之性，用量较小；另一方面用下气通腹之品，通腹顺气，契合六腑"以通为用"之生理特性与"六腑以通为补"之治疗思想。故诊治胃脘胀痛时，于枳实、厚朴等常规行气药基础上，常用炒莱菔子 15~20g，间或用至 30g。

十一、胸部刺痛用薤白、甘松、半夏

胸部刺痛，根据疼痛性质可判定瘀血之因，故常用活血化瘀止痛之法。然临床所见并非单一病因，或有胸阳痹阻，或有痰气交阻，或有阴寒凝滞。故刘燕池教授若遇患者以胸部刺痛为主症时，常配伍薤白、甘松、半夏。薤白辛散温通，善于散阴寒之凝滞、通胸阳之闭结，为治胸痹要药。如《本草求真》所论："薤，味辛则散，散则能使在上寒滞立消；味苦则降，降则能使在下寒滞立下；气温则散，散则能使在中寒滞立除；体滑则通，通则能使久痼寒滞立解。"甘松辛温芳香，能行气消胀，散寒止痛。半夏辛开散结，化痰消痞。《本草经解》言其："主伤寒寒热心下坚者，心下脾肺之区，太阴经行之地也，病伤寒寒热而心下坚硬，湿痰在太阴也；半夏辛平，消痰去湿，所以主之。胸者肺之部也，胀者气逆也；半夏辛平，辛则能开，平则能降，所以主之也。"三者配合，阳可通，气可畅，痰可消，痞可散，治痰气交阻之胸痹心痛，若兼见胃脘胀痛者为宜。

十二、腰部冷痛用狗脊、淫羊藿、巴戟天

腰为肾之府，腰部冷痛在内则责之于肾阳不足，在外为风寒湿邪侵袭。刘燕池教授临床多以狗脊、淫羊藿、巴戟天为药组，既能祛外邪以治标，又能补肾阳强腰膝以固本。狗脊苦甘温，能温散风寒湿邪，补肝肾、强腰膝、坚筋骨，能行能补。《本草正义》言其："能温养肝肾，通调百脉，强腰膝，坚脊骨，利关节，而驱痹着，起痿废。"淫羊藿辛甘性温燥烈，功能补肾阳，又能祛风湿，入肝肾强筋骨。巴戟天辛甘微温，有补肾阳、强筋骨、祛风湿之功。《本草经解》言其："肝主筋，肾主骨；辛温益肝肾，故能强筋骨也。"三者配合，治疗肝肾不足兼有风寒湿邪之腰脊冷痛为宜。

十三、胆区隐痛用金钱草、海金沙、生鸡内金

"肝乙煎"由金钱草、海金沙、鸡内金、茵陈、佩兰、橘叶、青皮、垂盆草、凤尾草、叶下珠等药物组成。功效为清肝化湿，解毒降酶，主治无黄疸型肝炎（包括慢性乙型肝炎或丙型肝炎等）、转氨酶升高等病症。该方由刘燕池教授之父刘玉初所创。刘燕池教授在继承家学的基础上，将其父所创立的"肝乙煎"灵活运用于临床。肝乙煎除用于治疗无黄疸型肝炎（包括慢性乙型肝炎或丙型肝炎等）、转氨酶升高等病症外，还被刘燕池教授扩展运用于治疗脂肪肝、高脂血症、肝囊肿、肝胆结石、早期肝硬化等病证。这些病证多以胆区隐痛为主症，属中医学"胁痛"范畴。刘燕池教授在治疗胆区隐痛时，常常喜用金钱草、海金沙、生鸡内金三者。他认为金钱草甘、咸，微寒，归肝、胆、肾、膀胱经，既能清肝胆之火，又能除下焦湿热，有清热利湿退黄之效，还能清肝胆湿热、消胆石。金钱草配伍茵陈、大黄、郁金等同用，治疗肝胆结石，如利胆排石片。海金沙甘寒，归膀胱、小肠经，主要功效是清热利湿、通淋止痛。生鸡内金归脾、胃、小肠、膀胱经，有化坚消石之功，治小便淋沥，痛不可忍，现常与金钱草等药同用，治砂石淋证、胆结石。故刘燕池教授常常将三者同用，治疗胆结石导致的胆区隐痛，具有良好的清热利湿、利胆排石功效。

十四、心下灼痛用炒栀子、生石膏

刘燕池教授认为心下是指胃，灼痛代表胃中有热，故喜用炒栀子、生石膏。其中石膏味辛，有辛散之用，入胃经、肺经，有清热泻火、除烦止渴作用，可解肌，入胃以清胃热；栀子苦寒，入心经、肺经、三焦经，具有泻火除烦、清热利湿、凉血解毒之功效，入心经以泻火除烦热，入肝经以解毒凉血，入三焦经以清热利湿。故二药同用可加强清热泻火作用，有心下灼痛症状时常同时使用。

十五、腰膝酸痛用桑寄生、续断、菟丝子

桑寄生苦、甘，平，归肝、肾经，主要功效是祛风湿、补肝肾、强筋

骨、安胎。续断苦、辛，微温，归肝、肾经，主要功效是补肝肾、强筋骨、续折伤、止崩漏。菟丝子辛、甘，平，归肾、肝、脾经，主要功效是补益肝肾、固精缩尿、安胎、明目、止泻；外用消风祛斑。刘燕池教授常常将此三药配伍治疗肝肾亏虚导致的腰膝酸痛，共奏补肝肾、强筋骨之效。

十六、胸闷用厚朴、石菖蒲、郁金

痰浊闭阻心脉会导致心胸闷痛。郁金辛苦而寒，善活血行气解郁，清心凉血；石菖蒲辛苦而温，开窍醒神，化湿豁痰。两药合用，既化湿豁痰，又清心开窍，适用于痰火或湿热蒙蔽清窍之神昏、癫狂、癫痫。厚朴燥湿消痰，下气平喘，用于痰饮阻肺、肺气不降之咳喘胸闷者，此即"治痰先治气，气行痰自消"之意。三者相合，共奏行气豁痰、宽胸散结之效，故刘燕池教授用此三者治疗痰浊闭阻心胸所致胸闷，往往效如桴鼓。

十七、腹胀纳差用焦神曲、焦山楂、炒鸡内金、砂仁

焦山楂和焦神曲合称焦楂曲，两者均有健胃消食助运的功效。炒鸡内金能消食健脾，具有补而不滞、消而不伤的特点。砂仁可行脾胃之气，用于脾胃气滞、脘腹胀痛。刘燕池教授常将三者合用，既可助脾胃运化，又能行气消食导滞，治疗因脾虚食滞所致之纳呆腹胀症。

十八、身困重用猪苓、泽泻、茯苓

茯苓味甘而淡，甘则能补，淡则能渗，药性平和，既可祛邪，又可扶正，利水而不伤正气，为利水消肿之要药，可用治寒热虚实各种水肿。猪苓利水作用较茯苓强，两者常相须为用。泽泻淡渗，其利水作用较强，治疗水湿停蓄之水肿、小便不利。三者常配伍使用，如五苓散。刘燕池教授常用三者治疗水肿所致全身或肢体困重之症。

十九、咽痒用锦灯笼、木蝴蝶、板蓝根

刘燕池教授善于治疗咽痒。他根据"无风不作痒""痒自风来"理论，

认为咽痒虽与外风有关，但很多急慢性咽痒多由于现代人过食肥甘厚腻、煎炸烹炒食品，导致"热极生风""阴虚生风"内在体质偏颇，加之外风夹热引动而致。咽痒常伴有红肿或疼痛，故临证他善于用锦灯笼、木蝴蝶、板蓝根配伍治疗。锦灯笼归肺经，性寒，味苦，具有清热解毒、利咽、化痰、利尿、疏肝功效，主治痰热咽痛、咳嗽、肝气不舒、肾炎、肝炎、小便不利、热淋涩痛等。木蝴蝶归肺、肝、胃经，种子苦、甘，凉，树皮微苦、甘，凉，具有清肺利咽、疏肝和胃、敛疮生肌功效，用于肺热咳嗽、喉痹、音哑、肝胃气痛、肝炎、小便涩痛、咽喉肿痛、湿疹、痈疮溃烂。板蓝根归心、胃经，性寒，味苦，具有清热解毒、凉血、利咽之功效，主要用于治疗咽痛喉痹、声音嘶哑、咳嗽、肝胃气痛、疮疡久溃不敛、浸淫疮温毒发斑、舌绛紫暗、烂喉丹痧等疾病。三药合用起到协同增效的效果，对于热毒或热毒伤阴引起的咽喉痒或痛疗效显著。

二十、目痒用青葙子、密蒙花

目痒是临床常见的目疾之一，常发生在春季和季节更替之时。西医学认为本症一般由过敏引起，如春季卡他性角结膜炎，双目奇痒有异物感、羞明、有黏稠分泌物，中医学认为多为肝经风热引起。刘燕池教授认为，目痒之症可见于各种外眼病，其病因多以风、热、湿为主，一般为风热、肝火、湿热所致。若无病而痒多为眼病之先兆症状。若经治疗后，症状渐减而目痒者，是邪退正复，气血运行，目病将愈之兆。因此，治疗目痒常用清热明目祛湿的青葙子、密蒙花药对。青葙子性微寒，味苦，归肝经，具有清肝散风、明目、退翳、清湿热的功效，用于肝热目赤、眼生翳膜、视物昏花、肝火眩晕、皮肤瘙痒、恶疮、疮疥等。密蒙花以干燥花或花蕾入药，味甘，性微寒，归肝经，具有清热养肝、明目退翳的功效，主要用于治疗目赤肿痛、目痒、翳障、目赤烂、多泪多眵、羞明等症状。刘燕池教授还用青葙子、密蒙花药对与谷精草、蝉蜕、菊花和枸杞子同用，用于治疗眼目昏花、久视无力或目盲翳障等。若风热乘虚，多眵泪羞明，目涩肿痒，睑生风粟等，常配伍桑叶、菊花使用。刘燕池教授还提倡常饮用青葙子 – 密蒙花茶，有利于清肝泄热、明目退翳益睛,保护并改善视力,并改善眼红赤痒、多泪、视物不清、怕光等症状。

二十一、唇麻用丝瓜络、鸡血藤、路路通、地龙

唇麻是生活中的一种常见症状,为某些疾病的征兆。西医学认为其与血流缓慢、血黏度增高、微循环障碍、局部供血不足、脑供血不足、中风先兆、面神经炎、脑血管病、维生素缺乏、过敏性唇炎及内分泌异常等因素有关。刘燕池教授认为,"气虚则麻,血虚则木",口唇属脾之华,故唇麻与脾虚、气血化生不足相关。但临证时刘燕池教授注重辨别"唇麻"的虚实真假,指出虽以脾虚气血不足之虚证多见,然老年患者常因"不通"致"不荣"。因此,他常在辨证基础上加用活血通络的药组丝瓜络、鸡血藤、路路通、地龙以标本兼治。丝瓜络具通经活络、解毒消肿之效;鸡血藤有补血行血、通经活络之功,可调节造血功能、改善脂质代谢,抑制心脏活动、降低血压;路路通苦平,归肝、肾经,具祛风活络、利水通经之效,主治关节痹痛、麻木拘挛、水肿胀满、乳少经闭等症,《本草纲目拾遗》卷六载其"舒经络拘挛,周身痹痛,手脚及腰痛";地龙性寒味咸,功能清热息风、平喘通络、利尿,主治高热狂躁、惊风抽搐、头痛目赤、喘息痰热、中风偏瘫等证。四药配伍,共奏通经活络、改善唇部气血循环之效。

二十二、身拘紧用桑枝、桂枝、伸筋草

身拘紧常见后项脊背间肌肉筋脉牵强凝滞不舒,多由风寒侵袭足太阳膀胱经,或气血凝滞,脉络不和,或因外伤所致。与"项背强几几"(指颈项、背部牵强不舒,俯仰不能自如)类同。若为外感引起,《伤寒论·辨太阳病脉证并治》给出治疗方案:"太阳病,项背强几几,反汗出恶风者,桂枝加葛根汤主之。"《伤寒论·辨太阳病脉证并治》又载:"太阳病,项背强几几,无汗,恶风,葛根汤主之。"指出身拘紧有表虚表实之分:发热汗出恶风者为表虚,表虚者宜解肌,用桂枝加葛根汤;无汗恶风者为表实,表实者可发汗,选用葛根汤。刘燕池教授在此基础上认为,无论何种原因导致的

身拘紧，必然存在"气血凝滞，脉络不和"，主张在辨证基础上用桑枝、桂枝、伸筋草药组。桑枝微苦，性平，入肝经、手太阴经（《得配本草》），入肺、肾二经（《本草再新》），入手、足太阴经（《本草撮要》），具祛风湿、利关节、行水气之效，主治风寒湿痹、四肢拘挛、脚气浮肿、肌体风痒。桂枝辛、甘，温，入肺、心、膀胱经，具发汗解肌、温通经脉、助阳化气、散寒止痛之功，既可用治风寒湿痹之肩臂关节疼痛，又可治疗中焦虚寒之脘腹冷痛及寒凝血瘀之经闭腹痛或痛经，对胸阳不振、心脉瘀阻之胸痹心痛及伤寒心动悸、脉结代，脾阳不运之痰饮证、膀胱蓄水证亦有疗效。伸筋草苦、辛，温，入肝经，具祛风散寒、除湿消肿、舒筋活络之效，用于风寒湿痹、筋脉拘挛疼痛及跌打扭伤肿痛（外用）。三药合用对身拘紧有良好缓解作用。

二十三、耳鸣如潮用龙胆、夏枯草、黄柏

耳鸣为常见症状，患者自觉耳内鸣响、响度不一，高频耳鸣可致烦躁，影响睡眠与工作。其症状可呈间歇性或持续性，有时为某些疾病的首发或伴随症状。西医学认为耳毒性药物中毒、中耳感染、颅脑外伤、声创伤、烟酒过量及精神紧张等常为诱因。刘燕池教授将耳鸣分为虚证与实证：虚证多属肾虚，症见蝉鸣样耳鸣，按压可减，方用知柏地黄丸、济生肾气丸等加减；实证多属肝胆火旺或湿热，症见潮声样耳鸣伴口苦易怒，方用龙胆泻肝汤加减。无论虚实，刘燕池教授均在辨证基础上加用龙胆、夏枯草、黄柏药组。龙胆味苦性寒，归肝、胆经，具清热燥湿、泻肝胆火之效，主治耳聋耳肿、胁痛口苦、湿热黄疸等症。夏枯草辛、苦，寒，长于清肝散结，治头痛眩晕、目赤肿痛、肝热咽痛等症。黄柏味苦性寒，归肾、膀胱经，功擅清热燥湿、泻火解毒，主治湿热痢疾、骨蒸盗汗、皮肤湿疹等症。三药配伍共奏清肝泻火、除湿止鸣之效。

二十四、失眠用茯神、炒酸枣仁、琥珀粉

失眠是由多种原因引起的以经常不能获得正常睡眠为特征的一种症状，

主要表现为睡眠时间及深度不足，或无法消除疲劳、恢复体力和精力。轻者入睡困难，或寐而不酣、时寐时醒，或醒后不能再寐；重者彻夜不寐。失眠虽不属于危重疾病，但会影响正常生活、工作和学习，并可加重或诱发心悸、胸痹、眩晕、头痛、中风等病症。顽固性失眠可导致焦虑抑郁，而长期服用安眠药物可能引发医源性疾病。西医学认为失眠多与环境因素、个体因素、躯体疾病、精神因素、情绪因素及安眠药或酒精戒断反应有关，中医学认为其病因主要为情志失调、饮食内伤，或病后体虚、年老体衰、禀赋不足、心虚胆怯等所致心神失养或心神不宁。其病位主要在心，涉及肝、脾（胃）、肾三脏。

刘燕池教授认为，失眠一般可分为 5 型：肝郁化火型表现为少寐，急躁易怒、口苦目赤、大便干结、舌红苔黄、脉弦数，宜用龙胆泻肝汤加减治疗；痰热内扰型常表现为不寐、头重、胸闷、心烦、嗳气、吞酸、不思饮食、舌红苔黄腻、脉滑数，治疗用黄连温胆汤加减；阴虚火旺型多表现为心烦不寐、五心烦热、耳鸣健忘、舌红、脉细数，治疗宜用知柏地黄丸加减；心脾两虚型多表现为多梦易醒、头晕目眩、神疲乏力、面黄色少华、舌淡苔薄白、脉细弱，治宜归脾丸加减；心胆气虚型多表现为噩梦惊扰、夜寐易醒、胆怯心悸、遇事易惊、舌淡苔薄、脉弦细，治宜用温胆汤加减。无论何种证型，均需在辨证基础上重用茯神 30g、炒酸枣仁 30~50g、琥珀粉 3g（冲服）。茯神味甘、淡，性平，归心、脾经，有宁心、安神、利水之功。因胃不和则卧不安，故用茯神 30g 以健脾和胃安神。炒酸枣仁味甘，性温，归肝、心经，有镇静安神、养血补肝之效。因心血虚则神无所养，故用炒酸枣仁 30~50g 以养血安神。琥珀粉是松树和枫树树脂埋藏在地下转化而成的化石样物质，一般用 3g 研末服用。琥珀粉味甘，性平，归心、肝、膀胱经，有镇静安神、活血散瘀、利尿通淋之功，临床上主要用于心神不宁、心悸失眠。三药合用养心健脾、活血安神，标本兼治，在治疗失眠方面效果显著。

二十五、饥不欲食用沙参、麦冬、百合

饥不欲食是指有饥饿感，但不思饮食，或进食量不多。中医典籍中"饥

不欲食"首见于《素问·至真要大论》："太阴司天，湿淫所胜……大便难，阴气不用，饥不欲食……心如悬，病本于肾。"《伤寒论》中有"饥不欲食"相关条文7条。就病机而言，饥不欲食可见于胃虚内热者、肾阴不足虚火乘胃者，以及热病后阴津已伤而余热未尽者。临床上常见原因为胃阴亏虚，胃的受纳功能失常，饮食难以消化，阴虚导致阳亢，虚火消灼水谷精微，致使机体需食自救。常用吴鞠通《温病条辨·中焦篇》益胃汤治疗。刘燕池教授选用益胃汤中沙参、麦冬两味药益胃生津。沙参味甘、微苦，性微寒，归肺、胃经，具有养阴清肺、益胃生津之功效；麦冬味甘、微苦，性微寒，归肺、胃、心经，具有养阴生津、润肺清心之功效；配伍味甘性寒，具有益气养阴、清润降火功效的百合，共奏养阴益胃、益气生津之效，对饥不欲食症状有明显改善作用。

二十六、便干硬用蜜瓜蒌子、酒大黄、玄明粉

便干硬是便秘的常见症状，长期便秘影响脾胃运化，导致大肠传导失常，浊毒积滞，继而引发肠胃不适、口臭、色斑等症状。便秘多因阳明热盛腑实、肠腑津亏，或胃肠气虚传导无力，或阳虚寒凝气滞所致。中医学按病因病机将便秘分为热秘、冷秘、气秘、虚秘等证型。便干硬常见于热秘与阴虚便秘，病因包括体质因素（以阳明胃热或阴虚体质多见）、饮食失节（过食辛辣煎炸及醇酒厚味）、年老劳倦伤及脾肾，或久病体虚，或误服泻药，或阴虚夹热、血虚肠燥。病机为大肠传导失司，胃肠积热或阴血亏虚，肠道失于濡润。瓜蒌子甘寒质润，归肺、胃、大肠经，具润肺化痰、滑肠通便之功；酒大黄苦寒，归脾、胃、大肠、肝、心包经，有泻下攻积、清热泻火、凉血解毒之效；玄明粉咸苦性寒，归胃、大肠经，可泻下通便、润燥软坚、清火消肿。便干如球者属肠燥津枯，无论青壮年肝胃郁热致腑气不降、热灼津液、燥结不行，还是年长阴血不足，刘燕池教授均以瓜蒌子润肠，配伍酒大黄、玄明粉软坚润燥。其中酒大黄用量仅3g，取其清上通下、调畅气机之效；玄明粉用量随证调整，常用1.5~6g（以2~4g为多）。三药合用，软坚润燥、泻热通便，对大便干硬疗效显著。

二十七、泄泻用葛根、炒黄芩、黄连

泄泻亦称"腹泻",是指排便次数增多,粪质稀薄,或泻出如水样。古人将大便溏薄者称为"泄",大便如水注者称为"泻"。本病是由于脾胃运化失职,肠道功能失司所致的以大便次数增多、粪质稀薄,甚至泻出如水样为临床特征的病证,尤以粪质稀薄为辨证要点。本病一年四季均可发生,但以夏、秋二季多见。本证可见于多种疾病,临床可分为急性泄泻和慢性泄泻。泄泻多见于西医学的急慢性肠炎、胃肠功能紊乱、过敏性肠炎、溃疡性结肠炎、肠结核等。刘燕池教授认为葛根黄芩黄连汤可清利大肠湿热,用于治疗湿热泄泻,临床表现为泄泻腹痛、泻下急迫,或泻而不爽、气味臭秽、肛门灼热,或身热口渴、小便短黄,舌苔黄腻,脉滑数或濡数。葛根味甘辛,性凉,归脾、胃、肺经,具有解肌退热、生津止渴、透疹、升阳止泻、解酒毒之功用;黄芩味苦,性寒,归肺、胃、胆、大肠经,具有清热燥湿、泻火解毒、止血、安胎之功用;黄连味苦,性寒,归心、脾、胃、大肠经,具有清热燥湿、泻火解毒之功用。葛根辛甘而凉,主入阳明经,外解肌表之邪,内清阳明之热,并升发脾胃清阳而止泻生津,一药三用,使表解里和。黄芩、黄连苦寒清热,燥湿止利。三药合用,外疏内清,表里同治,使表解里和,身热下利自愈。

二十八、便溏用炒山药、炒白术、炒苍术

便溏是指大便不成形,形似溏泥,俗称薄粪。与腹泻不同,一般排便次数可不增多,也可稍有增多;大便排泄不畅,或有排便不尽感,大便黏滞不爽。两者可单独存在,有时也可交替发生。便溏可见于西医学慢性肠炎、胃肠功能紊乱等。

刘燕池教授认为便溏的形成与脾虚湿盛关系密切。脾主运化,各种原因导致的脾胃虚弱,使脾脏不能正常运化水湿,导致水液停滞于体内,就会表现为大便溏泄。患者还可伴随乏力、气短、食欲下降等症状,治当健脾祛湿。山药味甘,性平,归脾、肺、肾经,补脾养胃,生津益肺,补肾涩精;

炒白术味苦、甘，性温，归脾、胃经，具有健脾益气、燥湿利水之功用；苍术味辛、苦，性温，归脾、胃、肝经，具有燥湿健脾、祛风散寒之功效。三药合用共奏健脾益气、和胃祛湿之效。

二十九、胃脘部出血用荷叶炭、贯众炭

胃脘部出血亦称吐血或呕血，常发病急骤，吐血前多有恶心、胃脘不适、头晕等症。血随呕吐而出，常伴有食物残渣等胃内容物，血色多为咖啡色或紫暗色，也可为鲜红色，或伴有大便色黑如漆，或呈暗红色。胃出血是急诊科和消化科常见的临床症状之一，常由胃溃疡、食管胃底静脉曲张破裂、急性糜烂性出血性胃炎和胃癌等疾病引起。轻者可无症状，或出现呕血、柏油样黑便、血便等，重者可因出血过快、过多而发生休克，若不及时治疗，会危及生命。刘燕池教授认为胃脘部出血多因酒食过多或过食辛辣，湿热蕴积或胃肠结热灼伤血络；或情志内伤，郁热内生，五志化火，灼伤血络；或劳伤心脾，脾虚不能统血所致。

荷叶味苦、涩，性平，归肝、脾、胃经，清暑化湿、升阳止血，用于暑热烦渴、暑湿泄泻、脾虚泄泻、血热吐衄、便血崩漏；荷叶炭收涩化瘀止血，用于多种出血症；贯众炭味苦，性微寒，有小毒，归肝、脾经，具有凉血止血的功效，常用于吐血、衄血、便血、崩漏。两者归经同属肝、脾，凉血止血与收涩化瘀止血协同增效，对于胃脘部出血有良好的疗效。

三十、肺部出血用黄芩炭、藕节炭

肺部出血常见咳血，血液随咳嗽而出，或觉喉痒胸闷，一咳即出，血色鲜红，或夹泡沫，或痰血相兼，痰中带血。咳血多有慢性咳嗽、痰喘、肺痨等病史。西医学认为引起咳血的疾病并非局限于呼吸系统，也可由循环系统疾病、外伤及其他系统疾病或全身性因素引起。刘燕池教授认为肺部出血常见于外感风热燥邪，热灼血络；情志内伤郁热内生，五志化火，灼伤血络；劳伤心脾，久病及肾，肺肾两虚，阴虚火旺，灼伤血络，或久病入络，瘀血阻滞，血不归经。

黄芩炭味苦，性寒，归肺、胃、胆、大肠经，具有清热止血的功效，多用于内热炽盛、迫血妄行所致的吐血、咳血、衄血、便血等；藕节炭味甘、涩，性平，归肝、肺、胃经，具有收敛止血、化瘀的功效，用于吐血、咳血、衄血、尿血、崩漏。两者合用针对肺部出血的病机，共奏清热润肺、宁络止血之功。

三十一、血热出血用侧柏炭、地榆炭

血热证是指脏腑火热炽盛，热迫血分所表现的证候。多由外感火热之邪、饮酒过度、过食辛辣、恼怒伤肝、房室过度等因素引起，主要临床表现为咳血、吐血、尿血、衄血，兼见心烦，口干不欲饮，身热入夜尤甚，舌红绛，脉数。妇女可见月经先期，量多。总之，以出血和伴见热象为诊断要点。刘燕池教授认为热伤血络所引起的出血，治疗关键在于应用寒凉之品配合养阴药物以制热邪，同时以"红遇黑则止"理论为指导，擅长使用多种炭类药品止血。地榆以根入药，味苦、酸、涩，性微寒，主要功效为凉血止血、解毒敛疮，可用于便血、痔血、血痢、崩漏等多种出血类疾病。《神农本草经》曰："主妇人乳痉痛，七伤，带下病，止痛，除恶肉，止汗，疗金疮。"因地榆苦寒，刘燕池教授用地榆炭去其寒性存其效用，炒炭后止血、收敛作用增强，对各种血热出血尤为适宜。恰如《本草选旨》云："地榆，以之止血，取上截炒用。"侧柏叶为柏科植物侧柏的干燥枝梢及叶。多在夏、秋二季采收，阴干。性味苦、涩，寒，主要功效为凉血止血，化痰止咳，生发乌发，可治吐血、衄血、尿血、血痢、崩漏、肺热咳嗽、血热脱发、须发早白。侧柏炭乃将侧柏叶照炒炭法炒至表面焦褐色，内部焦黄色。刘燕池教授临床经验丰富，擅长将侧柏炭与地榆炭配伍使用，治疗多种血热型出血病症。

三十二、血瘀出血用茜草炭、三七粉

"瘀，积血也。"许慎《说文解字》解释瘀血是"积"的一种类型，血瘀结聚于脏腑脉络，根蒂深固，称为血之"积"，"诸积大法，脉来细而附骨者，乃积也"。刘燕池教授针对血瘀导致的出血，习惯使用茜草炭及三七粉配伍治疗，经验证，疗效较好。茜草乃茜草科植物茜草的干燥根及根茎，春、秋二季采挖，味苦性寒，主要功效为凉血祛瘀、止血通经，可用于吐血、衄血、崩漏下血、外伤出血、经闭瘀阻、关节痹痛、跌仆肿痛，活血祛瘀，止血而不留瘀。现代药理学研究发现，茜草炭口服能明显缩短小鼠尾部出血时间，还能明显地纠正肝素所引起的凝血障碍。《续名医类案》卷十一言："烧灰存性，研极细末，用纸包，碗盖于地上一夕，出火毒。"三七为五加科植物三七的干燥根，秋季花开前采挖，洗净，分开主根、支根及茎基，味甘微苦性温，主要功效为活血祛瘀、止血、消肿止痛，用于衄血、吐血、咳血、便血、功能失调性子宫出血、产后血瘀腹痛、跌打损伤。《玉楸药解》云："（三七）和营止血，通脉行瘀，行瘀血而敛新血。凡产后、经期、跌打、痈肿，一切瘀血皆破；凡吐衄、崩漏、刀伤、箭射，一切新血皆止。"两药合用，对于血瘀证明显，血行不畅，停滞成瘀导致的出血疗效较好。

三十三、长期慢性出血用血余炭、艾叶炭

刘燕池教授认为慢性出血缠绵不愈，久病必虚，当以止血为首要目标。临床常用温性的艾叶炭和血余炭配合进行治疗。艾叶炭又称醋艾炭，乃为艾叶在锅内炒至大部分成焦黑色后，喷米醋，拌匀后取出稍筛制成，每100g艾叶，用醋15g。艾叶味辛、苦，性温，归肝、脾、肾经，主要功效为散寒止痛、温经止血。艾叶炭温经止血，对于虚寒性出血疗效显著。现代药理实验初步证明，艾叶制炭后止血作用增强。张学兰等对其止血作用进行了比较研究，由实验结果可见，艾叶烘品及炒炭品水煎液均可明显缩短实验小鼠的凝血及出血时间，与生理盐水组比较，具有显著性差异。《本草纲目》言："艾叶，生则微苦太辛，熟则微辛太苦，生温熟热，纯阳也。可以取太阳真火，可以回垂绝元阳。服之则走三阴而逐一切寒湿，转肃杀之气为融和；灸之则透诸经而治百种病邪，起沉疴之人为康泰，其功亦大矣。"[1]

---

[1] 张学兰，吴美娟.炮制对艾叶主要成分及止血作用的影响［J］.中药材，1992，（2）：22-24.

血余炭为人发的炭化物。取头发，除去杂质，用碱水洗去油垢，清水漂净，晒干，焖煅成炭，放凉。血余炭味苦性平，归肝、胃经，主要功效为止血、化瘀，可用于吐血、咳血、衄血、尿血、崩漏下血、外伤出血。现代药理学研究发现血余炭有缩短出血时间和收缩黏膜毛细血管的作用。血余炭水煎液可缩短小鼠出血时间，而头发水煎液无止血作用。血余炭粗结晶10mg/kg 腹腔注射，对大鼠血小板聚集和黏附均有增强趋势，并显著缩短白陶土部分凝血活酶时间，可明显降低血小板环核苷酸含量，其凝血作用与所含有机物有关。《本草纲目·人部》言："止血闷血运，金疮伤风，血痢，入药烧灰，勿令绝过。煎膏长肉，消瘀血也。"血余炭与艾叶炭配伍使用可温经、化瘀、止血，对于虚寒型慢性出血临床疗效显著。

三十四、小便频数用金樱子、芡实、海螵蛸

小便数乃临床常见症状之一，以夜尿频多、饮水后小便次数增多、小便不净等症状为临床表现，临证有虚实之别。刘燕池教授门诊中老年慢性病患者较多，尤以虚证患者居多。刘燕池教授认为肾司二便，脾主运化，临证当从脾肾二脏论治，脾肾气虚则膀胱气化失司，故见小便频数。金樱子为蔷薇科植物金樱子的干燥成熟果实，味酸、甘、涩，性平，归脾、肾、膀胱经，主要功效为固精缩尿、涩肠止泻，可用于遗精滑精、遗尿尿频、崩漏带下、久泻久痢。《本草经疏》云："涩可去脱，脾虚滑泄不禁，非涩剂无以固之。膀胱虚寒则小便不禁，肾与膀胱为表里，肾虚则精滑，时从小便出。金樱子气温，味酸涩，入三经而收敛虚脱之气，故能主诸证也。"芡实为睡莲科植物芡的干燥成熟种仁，秋末冬初采收成熟果实，除去果皮，取出种子，洗净，再除去硬壳，晒干，味甘、涩，性平，归脾、肾经，主要功效为益肾固精、补脾止泻、祛湿止带，用于梦遗滑精、遗尿尿频、脾虚久泻、白浊、带下。《本草求真》言："芡实如何补脾，以其味甘之故；芡实如何固肾，以其味涩之故。惟其味甘补脾，故能利湿，而泄泻腹痛可治；惟其味涩固肾，故能闭气，而使遗带小便不禁皆愈。功与山药相似，然山药之阴本有过于芡实，而芡实之涩更有甚于山药；且山药兼补肺阴，而芡实则止于脾肾而不及

于肺。"海螵蛸为乌贼科动物无针乌贼或金乌贼的干燥内壳，收集乌贼鱼的骨状内壳，洗净、干燥制成，味咸、涩，性温，归肝、肾经，主要功效为收敛止血、涩精止带、制酸止痛、敛疮生肌，用于胃痛吞酸、吐血衄血、崩漏便血、遗精滑精、赤白带下、溃疡病；外治损伤出血，疮疡不敛。《本草经疏》言："乌贼鱼骨，味咸，气微温无毒，入足厥阴、少阴经……男子肾虚则精竭无子，女子肝伤则血枯无孕；咸温入肝肾，通血脉而祛寒湿，则诸证除，精血足，令人有子也。其主惊气入腹，腹痛环脐者，盖肝属木主惊，惊入肝胆则营气不和，故腹痛环脐也。入肝胆，舒营气，故亦主之。温而燥湿，故又主疮多脓汁也。"三药合用共奏固精缩尿、补脾益肾之功效，对老年患者脾肾虚弱所致小便频数，临床疗效显著。

三十五、小便不利用白茅根、川木通、淡竹叶

小便不利有病在气分与血分之不同，还有阳虚、阴虚、心移热于小肠等不同，临证当仔细分辨。此处刘燕池教授用药所针对之小便不利证乃心热移于小肠所致之证，在导赤散的基础上进行加减，去生地黄、甘草，加白茅根而组成。白茅根为禾本科植物白茅的干燥根茎，春、秋二季采挖，洗净，晒干，除去须根及膜质叶鞘，捆成小把，味甘，性寒，归肺、胃、膀胱经，主要功效为凉血止血、清热利尿，用于血热吐血、衄血、尿血、热病烦渴、黄疸、水肿、热淋涩痛等症。《本草经疏》云："劳伤虚羸，必内热，茅根甘能补脾，甘则虽寒而不犯胃。甘寒能除内热，故主劳伤虚羸。益脾所以补中，除热所以益气，甘能益血，血热则瘀，瘀则闭，闭则寒热作矣，寒凉血，甘益血，热去则血和，和则瘀消而闭通，通则寒热自止也。小便不利，由于内热也，热解则便自利。"川木通为木通科植物白木通或三叶木通、木通的木质茎，9月采收，截取茎部，刮去外皮，阴干。川木通味苦，性寒，归心、脾、肾、小肠、膀胱经，主要功效为清热利尿、活血通脉，主治小便赤、淋浊、水肿、胸中烦热、咽喉疼痛、口舌生疮、风湿痹痛、乳汁不通等症。《药性通考》卷三言："木通，逐水气、利小便，亦佐使之药，不可不用，而又不可多用，多用则泄人元气。"淡竹

叶为禾本科植物淡竹叶的干燥茎叶，夏季未抽花穗前采割，晒干，味甘、淡，性寒，归心、胃、小肠经，主要功效为清热除烦、利尿，用于热病烦渴、小便赤涩淋痛、口舌生疮。《本草纲目》言："去烦热，利小便，清心。"三药合用共奏清热利尿、通脉除烦之功效，刘燕池教授用之临床疗效显著。

三十六、鼻塞流涕用鱼腥草、辛夷、炒苍耳子

肺开窍于鼻，肺为娇脏，不耐气候之寒热变化，寒邪客肺，肺气与寒邪抗争，寒气阻滞肺气而见清涕。寒邪久郁易化热，津液不濡，见黄浊之涕。刘燕池教授临床以"寒者温之，热者清之"为思路指导临床治疗。鱼腥草为三白草科植物蕺菜的干燥地上部分，夏季茎叶茂盛、花穗多时采割，除去杂质，晒干，味辛，性微寒，归肺经，主要功效为清热解毒、消痈排脓、利尿通淋，用于肺痈吐脓、痰热喘咳、热痢、热淋、痈肿疮毒。《滇南本草》载："治肺痈咳嗽带脓血，痰有腥臭，大肠热毒，疗痔疮。"辛夷为木兰科植物望春花、玉兰或武当玉兰的干燥花蕾，冬末春初花未开放时采收，除去枝梗，阴干，味辛，性温，归肺、胃经，主要功效为散风寒、通鼻窍，用于风寒头痛、鼻塞、鼻渊、鼻流浊涕。《本草纲目》言："肺开窍于鼻，而阳明胃脉环鼻而上行，脑为元神之府，而鼻为命门之窍；人之中气不足，清阳不升，则头为之倾，九窍为之不利。辛夷之辛温，走气而入肺，其体轻浮，能助胃中清阳上行，通于天，所以能温中，治头面目鼻九窍之病。"苍耳子为菊科植物苍耳的干燥成熟带总苞的果实，秋季果实成熟时采收，干燥，除去梗、叶等杂质，全草亦可入药，味辛、苦，性温，有毒，归肺经，主要功效为散风除湿、通鼻窍，用于风寒头痛、鼻渊流涕、风疹瘙痒、湿痹拘挛等病症。《本草正义》载："苍耳子，温和疏达，流利关节，宣通脉络，遍及孔窍肌肤而不偏干燥烈，乃主治风寒湿三气痹着之最有力而驯良者。又独能上达巅顶，疏通脑户之风寒，为头风病之要药。"三药合用共奏清热解毒、通鼻窍、散寒祛湿之效，临床疗效显著。

三十七、治噩梦用磁石、紫石英、生龙齿

噩梦的主要临床表现为梦中惊醒、恐惧梦境、间断失眠、睡眠不宁等，这些情况多由精神紧张、焦虑、恐惧等引起。刘燕池教授认为治疗睡眠类疾病应以急则治标为原则，以缓解患者失眠症状为首要任务。磁石为块状集合体，呈不规则块状，或略带方形，多具棱角，灰黑色或棕褐色，条痕黑色，具金属光泽，体重，质坚硬，断面不整齐，具磁性，有土腥气，无味，味咸，性寒，归肝、心、肾经，主要功效为平肝潜阳、聪耳明目、镇惊安神，可用于惊悸失眠、头晕目眩、视物昏花、耳鸣耳聋、肾虚气喘。《本草从新》言："治恐怯怔忡。"紫石英为块状或粒状集合体，呈不规则块状，具棱角，紫色或绿色，深浅不匀，条痕白色，半透明至透明，具玻璃样光泽，表面常有裂纹，质坚脆，易击碎，味甘，性温，归心、肺、肾经，主要功效为镇心安神、温肺、暖宫，用于失眠多梦、心悸易惊、肺虚咳喘、宫寒不孕。《本草纲目》言："（紫石英）上能镇心，重以去怯也。下能益肝，湿以去枯也。心生血，肝藏血，其性暖而补，故心神不安，肝血不足及女子血海虚寒不孕者宜之。"生龙齿为古代哺乳动物（如象类、犀牛类、三趾马等）的牙齿化石，味甘、涩，性平，归心、肝经，主要功效为镇惊安神，用于神经衰弱、头晕目眩、心悸、失眠。《药性论》言："镇心，安魂魄。"三药合用共奏重镇安神、平肝潜阳之效，刘燕池教授用此三味药配伍治疗噩梦效果显著。

三十八、疲劳用黄芪、防己、桑枝

疲劳是指因过度体力或脑力劳动引起劳动能力下降的现象，一般分为全身疲劳、个别器官疲劳、智力疲劳 3 种。刘燕池教授认为疲劳亦分虚实，虚证多为阳气虚弱，实证多因湿邪阻滞，需分清虚实论治。黄芪为豆科植物蒙古黄芪或膜荚黄芪的干燥根，春、秋二季采挖，除去须根及根头，晒干，味甘，性温，归肺、脾经，主要功效为补气固表、利尿托毒、排脓、敛疮生肌，用于气虚乏力、食少便溏、中气下陷、久泻脱肛、便血崩漏、表虚自汗、气虚水肿、痈疽难溃、久溃不敛、血虚萎黄、内热消渴等病症。《本草

新编》言:"黄芪,味甘,气微温,气薄而味浓,可升可降,阳中之阳也,无毒。专补气。入手太阴、足太阴、手少阴之经。"防己为防己科植物粉防己的干燥根,秋季采挖,洗净,除去粗皮,晒至半干,切段,个大者再纵切,干燥,味苦,性寒,归膀胱、肺经,主要功效为利水消肿、祛风止痛,用于水肿脚气、小便不利、湿疹疮毒、风湿痹痛等病症。《本草再新》言:"利湿,除风,解火,破血。治膀胱水肿,健脾胃,化痰。"桑枝为桑科植物桑的干燥嫩枝,春末夏初采收,去叶,晒干,或趁鲜切片,晒干,味微苦,性平,归肝经,主要功效为祛风湿、利关节,用于肩臂、关节酸痛麻木。《本草再新》言:"壮肺气,燥湿,滋肾水,通经,止咳除烦,消肿止痛。"三药合用共奏补气固表、祛湿利水之功效。

三十九、瘰疬用山慈菇、半枝莲、山豆根

瘰疬俗称"疬串""鼠疮",是一种慢性感染性疾病,多见于儿童和青年人。本病多因悲怒忧思、情志不遂,致肝郁化火,炼液为痰,痰火互结;或因肝肾阴精亏损,虚火内动,灼津为痰,痰火结聚于筋脉而发。中医学认为瘰疬乃感受风温痰毒所致,故刘燕池教授治疗以解毒化痰为法,选用山慈菇、半枝莲、山豆根三药配伍。山慈菇为兰科植物杜鹃兰、独蒜兰或云南独蒜兰的干燥假鳞茎,前者习称"毛慈菇",后两者习称"冰球子"。夏、秋二季采挖,除去地上部分及泥沙,分开大小置沸水锅中蒸煮至透心,干燥,味甘、微辛,性凉,归肝、脾经,功效为清热解毒、化痰散结,主治痈肿疔毒、瘰疬痰核、淋巴结结核、蛇虫咬伤。《本草新编》载:"山慈菇,玉枢丹中为君,可治怪病。大约怪病多起于痰,山慈姑正消痰之药,治痰而怪病自除也。或疑山慈姑非消痰之药,乃散毒之药也。不知毒之未成者为痰,而痰之已结者为毒,是痰与毒,正未可二视也。"半枝莲为唇形科植物半枝莲的干燥全草,夏、秋二季茎叶茂盛时采挖,洗净,晒干,味辛、苦,性寒,归肺、肝、肾经,功效为清热解毒、化瘀利尿,主治疗疮肿毒、咽喉肿痛、毒蛇咬伤、跌仆伤痛、水肿、黄疸。《泉州本草》载:"清热,解毒,祛风,散血,行气,利水,通络,破瘀,止痛。内服主血淋,吐血,衄血;外用治毒

蛇咬伤，痈疽，疔疮，无名肿毒。"山豆根为豆科植物越南槐的干燥根及根茎，秋季采挖，除去杂质，洗净，干燥，味苦，性寒，有毒，归肺、胃经，功效为清热解毒、消肿利咽，主治火毒蕴结所致咽喉肿痛、齿龈肿痛。《本草品汇精要》载："主解诸药毒，止痛。消疮肿毒，人及马急黄发热咳嗽，杀小虫。"三药合用共奏清热解毒、化痰散结、消肿利咽之效，刘燕池教授临床用此方治疗瘰疬疗效显著。

四十、痛经用小茴香、高良姜、香附、延胡索

痛经是一种临床症状，而非独立疾病，可由多种因素引起。女性行经期间或行经前后出现轻微腹痛、下坠等不适属正常现象。若上述不适明显加重，影响工作生活需治疗者，则称为痛经。小茴香为伞形科植物茴香的干燥成熟果实，其根、叶和全草亦可入药，秋季果实初熟时采割植株，晒干后打下果实并除去杂质，全草及叶于夏秋季采收，根四季可采，洗净晒干，味辛，性温，归肝、肾、脾、胃经，功效散寒止痛、理气和胃，主治寒疝腹痛、睾丸偏坠、痛经、少腹冷痛。盐小茴香具暖肾散寒止痛之效，适用于寒疝腹痛、睾丸偏坠及经寒腹痛。《本草经解要》载："小茴辛温益肝，兼通三焦之真气，所以主胀也。肺为百脉之宗，司清浊之运化，肺寒则清浊乱于胸中，挥霍变乱而呕逆矣。"高良姜为姜科植物高良姜的干燥根茎，夏末秋初采挖，除去须根及残留鳞片，洗净切段晒干，味辛，性热，归脾、胃经，功效温胃散寒、消食止痛，主治脘腹冷痛、胃寒呕吐、嗳气吞酸。《本经逢原》述："良姜，寒疝小腹掣痛，须同茴香用之。产后下焦虚寒，瘀血不行，小腹结痛者加用之。"香附为莎草科植物莎草的干燥根茎，秋季采挖，燎去毛须，沸水略煮或蒸透后晒干，味辛、微苦、微甘，性平，归肝、脾、三焦经，功效行气解郁、调经止痛，主治肝郁气滞之胸胁脘腹胀痛、消化不良、寒疝腹痛、乳房胀痛、月经不调、经闭痛经。《本草纲目》载："散时气寒疫，利三焦，解六郁，消饮食积聚，痰饮，痞满胕肿，腹胀，脚气，止心腹肢体、头目、齿耳诸痛，痈疽疮疡，吐血下血、尿血；妇人崩漏带下，月候不调，胎前产后百病。"延胡索为罂粟科植物延胡索的干燥块茎，夏初茎叶

枯萎时采挖，除去须根，沸水煮至无白心后晒干，味辛、苦，性温，归肝、脾经，功效活血、利气、止痛，主治胸胁脘腹疼痛、经闭痛经、产后瘀阻、跌仆肿痛。《本草品汇精要》载："主破血，产后诸病因血所为者。妇人月经不调，腹中结块，崩中淋露，产后血运，暴血冲上，因损下血，或酒摩及煮服。"四药配伍共奏行气解郁、散寒活血、调经止痛之效，刘燕池教授临床运用此方调理痛经疗效确切。

第三节　药对应用经验

一、化湿止痒药对

1. 茵陈配橘叶

【药物介绍】

茵陈分为两种，一种叶片细如青蒿，名绵茵陈；另一种生籽如铃者，为山茵陈，又名角蒿。山茵陈味辛、苦，有小毒，专用杀虫，故临床常用为绵茵陈。绵茵陈味苦，微寒，归脾、胃、肝、胆经。

橘叶，味苦、辛，性平，无毒，归肝经，主胸膈逆气，入厥阴疏肝气，消肿散毒，乳痈胁痛用之行经。

【病案选录】

徐某，男，25岁，患乙肝小三阳2年，门诊诊断为黄疸。舌红苔黄腻偏厚，两脉弦滑缓。

辨证：肝胆湿热。

治法：清肝利胆，除湿化热。

处方：茵陈30g，生大黄10g（后下），橘叶15g，炒栀子10g，藿香10g，丹参15g。

【用药经验】

此为刘燕池教授之父、著名中医刘玉初先生专门针对肝炎患者谷丙转氨酶（ALT）、谷草转氨酶（AST）升高所用的经验药对。经临床诊治的大量肝炎患者反馈，该药对降低肝炎患者转氨酶数值效果显著。茵陈主祛风湿寒热邪气，可清热利水，为治疗黄疸之要药，新发黄疸与久治不愈之黄疸皆可用之。《本经疏证》载："风湿寒热，邪气新感者也，热素有者也。新感之邪为素有之热结成黄疸，此证已所谓因陈矣，故《伤寒论》《金匮要略》二书，几无疸不茵陈者。"橘叶味苦、辛，性平，归肝经。朱震亨言其"入足厥阴肝经气分"，功能疏肝行气、散结消肿，常用治胁肋作痛、乳痈、乳腺结节等病。二药合用共奏清利湿热、疏肝行气之功，祛除肝中邪气。刘燕池教授临诊常用茵陈 15~20g、橘叶 15g 进行配伍，药量虽不甚重，但经长期临床验证，疗效确切。亦曾尝试以青皮配伍茵陈，或以其他药物与茵陈、橘叶相配，经反复验证，仍以茵陈配伍橘叶效果更为显著。

2. 地肤子配白鲜皮

【药物介绍】

地肤子为藜科植物地肤的成熟果实，味辛、苦，性寒，归肾、膀胱经，功能清热利湿、祛风止痒。

白鲜皮为芸香科植物白鲜的干燥根皮，味苦，性寒，归脾、胃、膀胱经，功能清热燥湿、祛风解毒。

【病案选录】

张某，女，5 岁。患儿 2 年前无明显诱因出现周身皮肤风团样皮疹，色淡白、凸起皮面，服药后减轻。因佝偻病服用钙剂治疗，刻下症见乏力，头晕，腹痛减轻，咳嗽，大便干稀不调，鼻部色青暗，舌淡尖红、苔白微腻，左脉沉稍数、右脉数。

辨证：风寒客表，肺脾里虚。

治法：祛风散寒，宣肺健脾。

处方：生黄芪 10g，炙百部 10g，桔梗 10g，荆芥 10g，乌梅 15g，陈皮 10g，醋五味子 15g，防风 10g，生甘草 10g，炙麻黄 6g，生石膏 20g（先煎），炒苦杏仁 10g，地龙 9g，地肤子 15g，白鲜皮 15g，清半夏 8g，茯苓 10g，干姜 8g，大枣 6g，天麻 10g，炙紫菀 8g，蜜桑白皮 8g，蜜枇杷叶 8g，炒白术 15g。

【用药经验】

刘燕池教授认为，皮肤病多为血热、热毒和湿热郁结于皮下，对于湿热或湿毒侵袭所致的皮肤病，常以地肤子与白鲜皮配伍使用。地肤子能清除皮肤中湿热与风邪而止痒。《本经续疏》载其："味苦，寒，无毒。主膀胱热，利小便，补中，益精气。去皮肤中热气，散恶疮疝瘕，强阴。久服耳目聪明，轻身，耐老，使人润泽。"白鲜皮味苦性寒，具清热燥湿、泻火解毒、祛风止痒之效，《本草纲目》谓："白鲜皮，气寒善行，味苦性燥，足太阴、阳明经去湿热药也。兼入手太阴、阳明，为诸黄风痹要药。世医止施之疮科，浅矣！"两者配伍，共奏清利湿热、祛风止痒之效，主治湿热疮毒、风疹、湿疹、皮肤瘙痒等症。

3. 滑石粉配车前子

【药物介绍】

滑石味甘、淡，性寒，归膀胱、肺、胃经，内服可利尿通淋、清热解暑，外用取其收湿敛疮之效。

车前子味甘，性寒，归肝、肾、肺、小肠经，能清热利尿通淋，主要用于泌尿系统炎症。此外，对于热结旁流之症，车前子可渗湿止泻，兼有明目、祛痰等功效。《景岳全书》记载："味甘微咸，气寒，入膀胱、肝经。通尿管热淋涩痛，驱风热目赤翳膜，利水，能除湿痹。性滑极善催生，兼治湿热泻痢，亦去心胸烦热。根叶生捣汁饮，治一切尿血衄血热痢，尤逐气癃利水。"

刘燕池教授的 5047 例病案中，有 189 例运用此药对，其主治病症包括高血压、早泄、不孕症、胆囊息肉、口臭、糖尿病、便秘、生殖系统炎症、湿疹、慢性肾病等因湿热毒邪或瘀滞不通所致者。两药合用具有清热、祛湿、利尿之效。

【病案选录】

于某，男，年龄不详，诉高血压病程 3 年，药物控制血压为 135/85mmHg。刻下症见心悸，工作压力大，现血压 120/80mmHg，苔白，脉细。

辨证：气阴两虚，肝阳上亢。

治法：平肝潜阳，兼补气阴。

处方： 生石决明 15g，珍珠母 15g，野菊花 10g，薄荷 6g，葛根 15g，地龙 10g，夏枯草 15g，炒白术 15g，茯苓 15g，生杜仲 15g，怀牛膝 10g，甘松 6g，太子参 10g，麦冬 15g，醋五味子 10g，滑石粉 15g（包煎），盐车前子 10g（包煎），生甘草 6g，炒薏苡仁 30g。

【用药经验】

本案属气阴两虚、肝阳上亢证。患者罹患高血压，其症乃肝阳上亢之征。心悸表现结合血压升高之阳亢征象，可知为阴虚不敛阳所致。追溯病因，患者工作压力大致气阴耗伤，可进一步佐证证型。方中生石决明与珍珠母平肝潜阳、镇心安神；野菊花、夏枯草清肝泻热，现代药理证实两者小剂量使用具降压之效；地龙活血通经、利水消肿，助重镇之品导浮火下行；白术、杜仲、牛膝、太子参、麦冬、五味子等益气养阴、补脾肾气阴，白术配伍茯苓健脾渗湿，杜仲与牛膝补肾强腰，其中怀牛膝尚可引火归原以增降压之功；运用生脉饮（太子参代人参，取其清补不滞之性，配伍麦冬、五味子）清补气阴，可有效缓解心悸；现代药理研究表明甘松具解郁之效，有助缓解工作所致心理压力；茯苓配伍炒薏苡仁健脾祛湿；六一散（滑石粉、生甘草）合车前子功擅清热利湿。诸药相伍，共奏益气养阴、平肝潜阳、利水降压之效。

刘燕池教授临床善将滑石粉与车前子配伍治疗顽固性湿热证患者，通过"滑利"方式使湿热毒邪速从溲溺排出。滑石味甘、淡，性寒，归膀胱、肺、胃经，功擅利尿通淋、清热解暑；车前子味甘，性寒，归肝、肾、肺、小肠经，尤善清热利尿通淋，对泌尿系统炎症疗效显著。此处刘燕池教授选用盐车前子，因盐炙可引药入肾（宏观层面可理解为趋向下焦）。临证时不应拘泥于泌尿系统疾病，当紧扣"湿、热"病机，兼顾社会心理因素对疾病的影响，借此二药开邪出路，实现清湿热、祛实邪之效。两药配伍重在发挥"滑"之特性，使火热湿邪随小便滑利而出。对于湿热火邪胶着难解、反复发作或急性加重者，此药对常获显效。

4. 川木通配淡竹叶

【药物介绍】

川木通味苦，性寒，归心、小肠、膀胱经。药如其名，通利效果显著，能利尿通淋；对于心火亢盛所致胸膈烦闷，其可清心除烦；当乳汁不通，甚则败乳结聚成痈时，用其可通经下乳。《名医别录》载："疗脾疸常欲眠，心烦哕，出音声，疗耳聋，散痈肿诸结不消，及金疮、恶疮、鼠瘘、踒折、齆鼻息肉，堕胎，去三虫。"

淡竹叶味甘、淡，性寒，归心、肺、胃、膀胱经。

淡竹叶与川木通均具清热泻火、除烦、利尿之功。《本草择要纲目》言："去烦热，利小便，清心。"然其药性较川木通缓和，且无通经下乳之效。

刘燕池教授的病案中运用此药对，主要治疗的病症包括肝炎、胆囊炎、尿频、心动过速、女性盆腔炎、尿毒症、龟头炎、口腔溃疡等具有湿热表现的各类炎症。两药合用，清火、利湿、利尿效果显著。

【病案选录】

丰某，男，56岁，因痛风就诊。患者自述酒后清醒缓慢，足大趾不痛，乏力，苔薄，脉弦细。

辨证：气虚兼热毒。

治法：清热解毒补气。

处方：葛根15g，葛花10g，金银花15g，连翘10g，生地榆10g，黄柏6g，当归15g，丹参15g，醋乳香3g，醋没药3g，桑枝30g，菊花15g，夏枯草15g，生地黄15g，桂枝6g，淡竹叶15g，川木通6g，盐车前子10g，薄荷6g（后下），生甘草6g。

【用药经验】

本案属气虚兼热毒证。患者素有饮酒习惯，过量酒液乃湿热毒邪之品，易损肝胆，肝胆失和则脉弦。脾胃受损致湿热难消，其痛风之症亦因湿热蕴结所致。患者酒后醒迟，乃湿热蒙蔽清阳，致清阳不升、阳不出阴而现困倦难消。湿热毒邪伤正，故见乏力、脉细。方中葛根、葛花相须为用，具解酒湿热毒之效。本案佐小剂量薄荷开窍醒神，三药配伍共奏解毒祛湿之功。金银花、连翘、黄柏、夏枯草皆为清热之品，紧扣湿热毒之痛风病机，诸药合用以求治本。地榆、生地黄、丹参凉血活血，针对实证"不通则痛"之机制，三药入血分而凉血化瘀。刘燕池教授更用小剂量乳香、没药理气止痛，既避其燥烈伤胃之弊，又可速缓疼痛。桑枝 30g 配伍桂枝 6g，取其通络之性，桑枝为主清利关节湿热，桂枝辅佐通阳而不助热。生甘草调和诸药兼能解毒。川木通、车前子、淡竹叶清热利湿，使邪从溲出。刘燕池教授临证善用川木通配淡竹叶，川木通苦寒通利，淡竹叶清心利尿，二药相合可导三焦湿热下行。本案患者兼见中风征象，乃湿热毒邪壅滞所致，此药对既可祛除蒙蔽清阳之湿热，又能清心利窍。临证但见"湿热蕴结"或"心火扰神"之机，不拘病名皆可施用。

5. 酸枣仁配杏仁

【药物介绍】

酸枣仁，味甘、酸，性平，归肝、胆、心经，主养心补肝，宁心安神，敛汗，生津。

杏仁，味苦，性微温，有小毒，归肺、大肠经，主降气止咳平喘，润肠通便。

二药合用起到养心安神、止咳平喘、润肠通便的作用。在 5047 个医案中该药对使用了 8 次。

【病案选录】

丁某，性别、年龄不详，哮喘 4 年，咳嗽，痰白黏，无气管扩张，后夜难寐，舌质绛，苔薄黄，脉细滑。素有鼻炎病史。

辨证：痰饮停肺，肺寒体虚，心悸不宁。

治法：宣肺，化痰，清热。

处方：陈皮 10g，清半夏 6g，茯苓 15g，桂枝 3g，炙麻黄 6g，炒苦杏仁 10g，生石膏 15g（先煎），炒白芍 10g，细辛 2g，醋五味子 10g，生牡蛎 30g（先煎），浙贝母 10g，炒酸枣仁 30g，茯神 15g，合欢皮 15g，石斛 30g，首乌藤 15g，制远志 15g，生桑白皮 15g，蜜枇杷叶 15g。

【用药经验】

该案属痰饮停肺、肺寒体虚、心悸不宁证。患者脉细有滑象，说明正气尚虚，方中白芍、五味子、牡蛎能养血调经、益气生津、滋阴补肾以扶正。患者痰质黏稠，可见痰饮内停，陈皮配伍法半夏对症施治，二药相合可燥湿化痰。痰色白提示肺有寒邪，故用桂枝平冲降逆止咳，兼温经通脉以祛肺寒。炙麻黄配伍浙贝母、枇杷叶、桑白皮具有宣肺平喘、清肺化痰止咳之效，兼顾患者久患哮喘咳嗽之症。患者兼有鼻渊，故用细辛发汗解表散寒、宣通鼻窍。后夜难眠提示心神不宁，苔薄黄示内有郁热，茯神配伍合欢皮、首乌藤、制远志可宁心解郁、养血安神。针对内热之象，石斛配伍生石膏既清热泻火，又防津液耗伤，两者兼能滋阴，标本同治。

酸枣仁与苦杏仁配伍，可治疗咳嗽、心悸不安等症状。酸枣仁主养心补肝、宁心安神，汗为心之液，故能敛汗。《本草崇原》载："色赤象心，能导心气以下交；肉黄象土，能助脾气以上达，故心腹之寒热邪结之气聚可治也。土气不达于四肢，则四肢酸痛；火气不温于肌肉，则周身湿痹。枣仁禀火土之气化，故四肢酸痛、周身湿痹可治也。久服安五脏，轻身延年。言不但心腹和平，且安五脏也。"苦杏仁味苦，性微温，有小毒，主降气止咳平喘，兼能润肠通便。《本草备要》载："泻肺解肌，除风散寒，降气行痰，润燥消积，通大肠气秘。治时行头痛，上焦风燥，咳逆上气，烦热喘促，有小毒，能杀虫治疮，制狗毒。"两药配伍，常用治上焦疾患，主入心肺，既可宁心安神，又能降气平喘，对调理心肺气机具有显著作用。

6. 瞿麦配萹蓄

【药物介绍】

瞿麦味苦，性寒，归心、小肠经，主要功效为利尿通淋、破血通经。《神农本草经》曰："主关格诸癃结，小便不通，出刺，决痈肿，明目去翳，破胎堕子，下闭血。"

萹蓄味苦，性微寒，归膀胱经，主要功效为利尿通淋、杀虫、止痒。《神农本草经》曰："主浸淫，疥瘙疽痔，杀三虫。"

两药合用，共奏利尿通淋、破血通经、杀虫止痒之功效。

【病案选录】

李某，女，47岁。2009年4月20日就诊。面色暗无光泽，3月14日膀胱炎急性发作，体温37.2℃，尿痛，尿涩不利。刻下症见尿少，腰痛，大便2~3天一行，便干如球，苔薄，脉细。

辨证：膀胱虚热。

治法：清热利尿养阴。

处方：生地黄 15g，玄参 10g，淡竹叶 15g，川木通 6g，蒲公英 30g，瞿麦 10g，萹蓄 10g，酒大黄 3g，滑石 15g，瓜蒌子 30g，车前子 10g，炒栀子 10g，生甘草 6g，炒莱菔子 15g，灯心草 3g，海金沙 15g，金钱草 15g，玄明粉 3g。

【用药经验】

刘燕池教授运用瞿麦配伍萹蓄主要治疗湿热型淋证，即西医学泌尿系统感染类疾病。其用药思路源自八正散，取方中瞿麦、萹蓄二药直入膀胱清利湿热、降火通淋。宋代《太平惠民和剂局方》载八正散方：车前子、瞿麦、萹蓄、滑石、栀子、甘草、木通、大黄各一斤，炮制后研为散剂，主治成人及小儿心经邪热、一切蕴毒，症见咽干口燥、大渴引饮、心悸面热、烦躁不宁、目赤睛痛、唇焦鼻衄、口舌生疮、咽喉肿痛；亦治小便赤涩、癃闭不通及热淋、血淋等证。

刘燕池教授指出，热结膀胱，不能化气，而水积下焦，故小腹硬满，小便不通。瞿麦清热利水道，萹蓄泻膀胱积水。临床配合川木通降火利小便，大黄下郁热而膀胱之气自化，滑石清六腑而水道闭塞自通，栀子清三焦郁火，车前子清热以通关窍，使热结顿化，则膀胱肃清而小便自利，小腹硬满自除矣。

7. 玉米须配石韦

【药物介绍】

玉米须味甘、淡，性平，归膀胱、肝、胆经，主要功效为利尿消肿、平肝利胆。《滇南本草》言："宽肠下气。治妇人乳结红肿，或小儿吹着，或睡卧压着，乳汁不通，红肿疼痛，怕冷发热，头痛体困。"

石韦味甘、苦，性微寒，归肺、膀胱经，主要功效为利尿通淋、清热止血。《神农本经校注》曰："主劳热邪气，五癃闭不通，利小便水道。"

二药合用，共奏利尿消肿、平肝利胆、利尿通淋、清热止血之功效。

【病案选录】

李某，男，患水肿病、慢性肾小球肾炎 11 年，于某医院检查示尿蛋白

（+++），肌酐 275.3μmol/L，尿素氮 17.4mmol/L，尿潜血（＋）。刻下症见双下肢轻度水肿，舌淡胖、苔白，脉濡。

辨证：肾阳虚水泛。

治法：补肾壮阳利水。

处方：生黄芪 20g，生大黄 15g，防己 6g，酒黄精 15g，酒山茱萸 10g，玄参 15g，茯苓 15g，猪苓 10g，炒苍术 15g，牡丹皮 10g，紫草 30g，淡竹叶 15g，川木通 6g，楮实子 15g，石韦 30g，玉米须 30g，侧柏炭 15g，地榆炭 15g，棕榈炭 15g，当归 15g，阿胶珠 10g，续断 10g，盐车前子 10g，白及 10g，三七粉 3g（冲服），生甘草 6g，紫河车粉 6g。

【用药经验】

刘燕池教授临床将玉米须和石韦配伍治疗肾炎所致水肿。《黄帝内经》对水肿成因已有论述，《素问·水热穴论》云："勇而劳甚，则肾汗出，肾汗出逢于风，内不得入于脏腑，外不得越于皮肤，客于玄府，行于皮里，传为胕肿，本之于肾，名曰风水。"《素问·至真要大论》载："太阴司天，湿淫所胜……胕肿……"《灵枢·五癃津液别》言："邪气内逆，则气为之闭塞而不行，不行则为水胀。"《黄帝内经》指出风、湿等外邪可致水肿，并认为与机体气化功能紊乱相关。气化功能紊乱主要因肺、脾、肾三脏功能失调所致。

刘燕池教授认为，慢性肾炎水肿的病机主要责之于肺、脾、肾气化功能的失调。因肺具布散水精作用，可概括为上焦气化；脾主运化精微，可概括为中焦气化；肾司分清泌浊，可概括为下焦气化。水肿成因在于水湿遏抑阳气，或兼素体阳虚，现脾阳虚之病机。故治疗关键在于清利水湿，玉米须配伍石韦，二药合用共奏利尿消肿、化湿通淋之效。

二、解毒软坚散结药对

1. 山慈菇配露蜂房

【药物介绍】

山慈菇，味甘、微辛，性平，归肝、胆经，主要功效为消肿解毒、软坚散结、消疮疡肿硬，治痈疽瘰疬、疔毒结肿、黔斑粉滓诸证，涌吐痰涎。

露蜂房，味苦，性平，归肝经，主治惊痫、瘛疭、寒热邪气、癫疾、蛊毒、肠痔。火熬用。

二药合用，共奏消痈散结、攻毒止痛之功效。

【病案选录】

张某，女，有乳腺增生、乳腺结节、甲状腺右叶中下部结节病史。刻下症见结节不痛，苔中心薄黄，脉弦细数。

辨证：肝郁气结。

治法：疏肝散结。

处方：全瓜蒌 30g，薤白 15g，法半夏 6g，柴胡 10g，郁金 10g，醋延胡索 10g，川芎 10g，天花粉 15g，玄参 10g，生牡蛎 30g（先煎），浙贝母 10g，醋莪术 10g，半枝莲 15g，白花蛇舌草 15g，山慈菇 3g，蜂房 3g，牡丹皮 10g，黄连 6g，当归 15g，丹参 15g，醋乳香 3g，醋没药 3g，生甘草 3g，三七粉 3g（冲服），炒白术 15g。

【用药经验】

对于患者体内出现结节增生等病理产物，刘燕池教授认为初期当以祛邪攻坚为主，故选用露蜂房、山慈菇等攻伐之品。值得注意的是，刘燕池教授在这两味药物用量上非常谨慎，每味都只用 3g。对于正虚邪实的患者，则采用扶正祛邪之法，配伍黄芪、党参、石斛、麦冬等养阴益气之品。

刘燕池教授指出，结节增生等病理产物，不外乎以气滞、痰凝、血瘀为主，初期多为气机郁滞，水停痰聚，痰气相互搏结。久则气病及血，血脉瘀阻。病性以实居多，久病亦可损伤正气，出现气虚、阴虚等虚实夹杂之候。山慈菇乃消痰之要药，治痰而郁结自除。《滇南本草》言山慈菇"消阴分之痰，止咳嗽，治喉痹，止咽喉痛。治毒疮，攻痈疽，敷诸疮肿毒，有脓者溃，无脓者消"。蜂房对于因结节造成的红肿热痛等症状，具有攻毒止痛之功效。故临床将山慈菇与蜂房配伍使用，疗效显著。

2. 生牡蛎配浙贝母

【药物介绍】

生牡蛎味咸，性微寒，归肝、胆、肾经，主要功效为潜阳补阴、重镇安神、软坚散结、收敛固涩、制酸止痛，用于治疗肝阳上亢、心神不宁、瘰疬痰核、自汗盗汗、遗精滑精、崩漏带下、胃痛吞酸等症。

浙贝母味苦，性寒，归肺、心经，主要功效为清热化痰止咳、解毒散结消痈，用于治疗风热咳嗽、痰火咳嗽，以及瘰疬、瘿瘤、疮毒、肺痈、乳痈等。

【病案选录】

周某，男，1997年检查发现乙型病毒性肝炎、胆囊息肉。刻下症见胸闷、气短、口干、喜冷饮，苔黄燥，脉滑数。

辨证：肝胆郁热。

治法：清肝利胆散结。

处方：金钱草15g，海金沙15g，炒鸡内金15g，板蓝根15g，茵陈15g，橘叶15g，北沙参15g，麦冬15g，石斛30g，生石膏15g（先煎），知母10g，炒栀子10g，浙贝母15g，凤尾草15g，垂盆草15g，叶下珠10g，醋莪术10g，虎杖15g，白花蛇舌草15g，生牡蛎30g（先煎），生甘草6g。

【用药经验】

该药对出自消瘰丸。消瘰丸是《医学心悟》中治疗瘰疬的代表方剂，由玄参、浙贝母、生牡蛎3味药组成。本方药味少，组方严谨，配伍精当，力专效著，具有清热化痰、软坚散结之功。对于肝肾阴虚、痰火郁结、痰湿内聚、痰瘀交结所致病症，随症加减可取得较满意疗效。浙贝母与生牡蛎相配可清热化痰、软坚散结。

刘燕池教授常用浙贝母、生牡蛎配伍清热解毒药物，如蒲公英、野菊花、金银花等，治疗肝炎、急性淋巴结炎、急性乳腺炎、急性腮腺炎等，或配伍导痰汤治疗肝囊肿、肾囊肿、皮下脂肪瘤、乳腺小叶增生等，或配伍血府逐瘀汤治疗痰瘀交结形成的结节肿块，如肝硬化结节、甲状腺肿大、前列腺增生等。

三、补肾药对

1. 杜仲配牛膝

【药物介绍】

杜仲味甘，性温，归肝、肾经，主要功效为补肝肾、强筋骨、安胎，用于肝肾不足所致腰膝酸痛、筋骨无力、头晕目眩，以及妊娠漏血、胎动不安。

牛膝味苦、甘、酸，性平，归肝、肾经，主要功效为逐瘀通经、补肝肾、强筋骨、利尿通淋、引血下行，用于经闭痛经、跌仆损伤、腰膝酸痛、淋证水肿、吐血衄血等。

【病案选录】

张某，男，68岁，有高血压病史20年。刻下症见头晕，失眠，头重脚轻，腰膝酸软疼痛，舌淡红苔黄，脉弦滑尺弱。

辨证：肝阳上亢，肾气亏虚。

治法：平肝潜阳补肾。

处方：天麻30g，钩藤30g（后下），石决明30g（先煎），栀子10g，黄芩10g，川牛膝30g，杜仲30g，益母草15g，桑寄生30g，首乌藤30g（后下），朱茯神30g，牡蛎30g（先煎），浙贝母30g。

【用药经验】

刘燕池教授常于各种疾病中出现腰痛和肾虚高血压症状时，运用杜仲配伍牛膝，两者均能补肝肾以抑制肝阳，并可强筋骨。在治疗以腰痛为主的疾病时，增加续断、桑寄生、炒地鳖虫；高血压疾病中收缩压不高、舒张压高时，此为血管脆性增加，易破裂，治疗需从肾调理，再加软坚散结之品。刘燕池教授常用生杜仲、川牛膝、牡蛎、浙贝母4味药物。

2. 续断配桑寄生

【药物介绍】

续断味苦、辛，性微温，无毒，归肝、肾经，主治伤寒，补不足，金疮，痈伤，折跌，续筋骨，妇人乳难，崩中漏血，金疮血内漏，止痛，生肌肉，跌伤，恶血，腰痛，关节缓急。久服益气力。

桑寄生味苦、甘，性平，无毒，归肝、肾经，主治腰痛、小儿背强、痈肿，安胎，充肌肤，坚发齿，长须眉，主金创，去痹，女子崩中，内伤不足，产后余疾，下乳汁。

【病案选录】

王某，女，58 岁，1 年前做家务时不慎扭伤腰部，导致腰痛。既往有 IgA 肾病史 20 余年，平素食欲不振。刻下症见腰膝冷痛加重，口黏腻，舌淡红苔白腻，脉弦细滑、尺弱。

辨证：脾肾气虚兼湿。

治法：补脾肾除湿。

处方：黄芪 15g，干姜 10g，白术 10g，茯苓 10g，丹参 10g，白花蛇舌草 30g，金银花 10g，紫草 30g，甘草 10g，桑寄生 30g，续断 30g。

【用药经验】

此为刘燕池教授针对 IgA 肾病中后期以阳虚证为主时所用的补虚基础方药中补肾阳之经验药对。经临床诊治的大量 IgA 肾病患者反馈，水肿、畏寒喜暖、肢冷等阳虚水泛诸证有所改善。续断具有主治伤寒、补不足之效，可补肝肾，强筋骨，续折伤，常用于治疗肝肾不足之腰膝酸软等。《本草崇原》曰："主治伤寒者，经脉虚而寒邪侵入，为外因之证也；补不足者，调养经脉之不足，为里虚内因之证也。"桑寄生味苦、甘，性平，归肝、肾经，功能祛风湿、补肝肾、强筋骨、安胎元。二药合用共奏温补肾阳、化气行津之功。

3. 仙茅配淫羊藿

【药物介绍】

仙茅味辛，性热，有毒，归肾、肝经，具有温肾壮阳、祛寒除湿的功效，主治肾阳不足、命门火衰之阳痿精冷、小便频数、腰膝冷痛、筋骨痿软无力、肝肾亏虚、须发早白、目昏目暗等病症。

淫羊藿味辛、甘，性温，归肝、肾经，具有补肾壮阳、祛风除湿的功效，主治肾阳虚衰、阳痿尿频、腰膝无力、风寒湿痹、肢体麻木等病症。

二药合用主治肾阳虚证，临床在治疗内分泌失调、月经失调、围绝经期综合征方面具有较好的疗效。

【病案选录】

苏某，性欲缺失。腰冷，遗精，夜尿多，五更泻。药后症减，血压高，服药控制血压 120/80mmHg，苔薄，脉弦细。

辨证： 肾阳虚。

治法： 补肾阳。

处方： 生地黄 15g，玄参 10g，酒山茱萸 10g，煅龙骨 20g（先煎），炒山药 15g，茯苓 15g，泽泻 10g，牡丹皮 10g，桑寄生 15g，续断 10g，桑螵蛸 15g，柴胡 10g，郁金 15g，菟丝子 15g，制何首乌 20g，仙茅 10g，炙淫羊藿 15g，韭菜子 40g，金樱子 15g，酒肉苁蓉 15g，炒石榴皮 15g，制刺猬皮 15g，制巴戟天 15g。

【用药经验】

该案为肾阳虚证，予六味地黄丸加减（熟地黄、牡丹皮、茯苓、泽泻、山茱萸、山药）。方中生地黄滋肾阴，山茱萸滋肾益肝，山药滋肾补脾，共成三阴以"壮水之主以制阳光"。补中有泻，泽泻配生地黄降肾浊，牡丹皮配山茱萸泻肝火，茯苓配山药渗脾湿，防止滋补品产生滞腻之弊。柴胡、郁金疏肝行气，用于促进补益药吸收。玄参入肾经，养阴生津。二仙汤中仙茅、淫羊藿、巴戟天配伍助肾阳，肉苁蓉、续断、巴戟天、仙茅、淫羊藿、韭菜子、菟丝子、桑螵蛸补肾助阳，桑寄生补肝肾强筋骨，何首乌补肝肾益精血，用于治肾阳虚弱、命门火衰。石榴皮酸涩收敛，入大肠经，治五更泄泻。煅龙骨收敛固涩，配伍菟丝子、桑螵蛸、金樱子、刺猬皮固精缩尿，治疗遗精遗尿。

《日华子本草》认为淫羊藿能"治一切冷风劳气，补腰膝，强心力"及"筋骨挛急，四肢不任，老人昏耄，中年健忘"。仙茅、淫羊藿同用能温肾阳、补肾精，辛温助命门而调冲任脉。仙茅和淫羊藿同归肾、肝经。《本草正义》中言："仙茅乃补阳温肾之专药，故亦兼能祛除寒湿，与巴戟天、仙灵脾相类，而猛烈又过之。"临床可用于治疗肾气不足导致的不孕不育、早泄、性欲缺失等。现代药理研究证实，温补肾阳之药能作用于下丘脑－垂体－性腺轴，并调整三轴的功能紊乱，进而调节全身的内分泌功能。刘燕池教授临诊常用仙茅 10g 或 15g 配伍炙淫羊藿 15g，炙用可增强温肾助阳作用。

四、发散风热药对

桑叶配菊花

【药物介绍】

桑叶味甘、苦，性寒，归肺、肝经，主除寒热、出汗，有疏散风热、清肺润燥、清肝明目之功。

菊花味甘、苦，性微寒，无毒，归肺、肝经，主风、头眩肿痛、目欲脱、泪出、皮肤死肌、恶风湿痹。久服利血气，轻身，耐老延年。

【病案选录】

张某，男，67 岁，有高血压病史 20 余年，头晕头痛，目眩，服用西药控制效果不佳。刻下症见头目昏眩，头重脚轻，视物模糊，血压 145/96mmHg，舌红，苔黄，脉弦滑，尺弱。

辨证： 肝肾阴虚，肝阳上亢。

治法： 平肝潜阳，滋补肝肾。

处方： 桑叶 15g，菊花 15g，熟地黄 24g，山药 12g，山茱萸 12g，牡丹皮 9g，茯苓 9g，泽泻 9g，夏枯草 15g，益母草 10g，生甘草 10g，枸杞子 10g。

二诊： 诸证减轻，血压 135/90mmHg。原方加减继服 30 余剂，血压平稳，诸证痊愈。

【用药经验】

刘燕池教授常用桑叶与菊花配伍，治疗外感风热、发热头痛及目赤肿痛、头晕目眩等症。两药均有疏散风热、清泄肺肝的功效，故常相须为用。刘燕池教授常用此药对疏散风热，如治疗风温咳嗽；亦常配伍两者治疗肝火上炎或肝肾阴虚所致高血压，以清泄肝火、清利头目。

五、清热凉血药对

1. 地榆配炒槐花

【药物介绍】

地榆味苦、酸、涩，性微寒，归肝、大肠经，主以凉血止血，解毒敛疮。

炒槐花味苦，性微寒，归肝、大肠经，主以凉血止血，清肝泻火。

【病案选录】

李某，男，55岁，患有痔疮半年余，大便偏干，时带血，伴有皮肤湿疹色红、渗水，舌红苔黄腻，脉弦滑数。

辨证：胃肠湿热。

治法：清热祛湿，凉血止血。

处方：地榆15g，炒槐花15g，马齿苋15g，苍术10g，薏苡仁30g，黄柏10g，槐角3g，败酱草30g，牡丹皮10g，冬瓜皮30g，大黄炭10g。

二诊：服药后大便正常，出血停止，皮肤湿疹减轻。上方加减服用3剂，痔疮痊愈。

【用药经验】

临床各疾病见便血者，刘燕池教授常在辨证论治的基础上配以地榆、槐花二味。地榆味苦、酸、涩，性微寒，善泄血中之热而凉血止血。其味兼酸涩，又能收敛止血，可用治多种血热出血之证。又因其性沉降，故尤宜于下焦血热之便血、痔血、血痢及崩漏。正如《雷公炮制药性解》所言："味苦甘酸，性微寒无毒，入大肠、肝二经。主下部积热之血痢，止下焦不禁之月经，又主金疮，除恶肉，崩中带下。得发良，恶麦门冬。按：地榆沉寒属阴，专入肝肠以理下焦，血证有热者宜之。若虚寒下陷，血衰泄泻者勿用。"槐花性属寒凉，功能凉血止血，可用治血热妄行所致的各种出血之证。其苦降下行，善清泄大肠火热，《药品化义》云："槐花味苦，苦能直下，且味厚而沉，主清肠红下血，痔疮肿痛，脏毒淋沥，此凉血之功能独在大肠也，大肠与肺为表里，能疏皮肤风热，是泄肺金之气也。"故刘燕池教授将两者合用，用以治疗大肠火盛之便血、痔血、血痢等。

2. 板蓝根配大青叶

【药物介绍】

板蓝根味苦，性寒，归心、胃经，具有清热解毒、凉血利咽之效。

大青叶味苦，性寒，归心、胃经，具有清热解毒、凉血消斑之功。

两者同源于菘蓝，板蓝根为菘蓝之根，大青叶为菘蓝之叶。

【病案选录】

赵某，女，30岁。初春调摄不慎，致发热（体温39℃）、微恶风寒、咽喉疼痛、口渴，舌红苔黄，脉浮数。

辨证：外感风热。

治法：发散风热，解毒利咽。

处方：板蓝根30g，大青叶15g，金银花15g，连翘15g，牛蒡子10g，荷叶10g，豆豉10g，荆芥穗10g，桔梗10g。

二诊：服药后发热和咽喉痛减，继续服用上方7剂，痊愈。

【用药经验】

板蓝根与大青叶同为清解热毒之常用药，大青叶苦寒，善于清解心、胃二经实火热毒，入血分而凉血消斑，又善解瘟疫时毒，具解毒利咽、凉血消肿之效。《本草正》载其："治瘟疫热毒发斑，风热斑疹，痈疡肿痛，除烦渴，止鼻衄，吐血……凡以热兼毒者，皆宜蓝叶捣汁用之。"板蓝根苦寒，入心、胃经，有类似大青叶的清热解毒之功，而以解毒利咽见长，亦具清热解毒、凉血消肿之效。《分类草药性》述板蓝根："解诸毒恶疮，散毒，去火，捣汁或服或涂。"两者皆为清热解毒药，同出一源，归经相同，故刘燕池教授将其组成药对，配合用治外感风热或温病初起之咽喉肿痛，以及多种瘟疫热毒证。

3. 紫草配牡丹皮

【药物介绍】

紫草为紫草科植物紫草的干燥根，味甘、咸，性寒，归心、肝经，功能清热凉血、活血解毒、透疹消斑。

牡丹皮为毛茛科植物牡丹的干燥根皮，味苦、辛，性微寒，归心、肝、肾经，功能清热凉血、活血化瘀。

【病案选录】

李某，男，23岁，面部痤疮，以额头、右脸为重，痤疮色红、稍痒，伴有便秘、口臭，舌红苔黄，脉弦数。

辨证：血分热盛。

治法：清热凉血。

处方：苦参15g，土茯苓15g，紫草30g，牡丹皮10g，白鲜皮15g，连翘15g，酒大黄3g（后下），苍术10g，陈皮10g，当归10g，丹参10g，黄连6g。

二诊：口臭减，痤疮色红减，面积缩小，已不便秘，继续服用上方加减50余剂，诸证痊愈。

【用药经验】

临床治疗血分证，刘燕池教授常在处方中配以紫草与牡丹皮，无论皮肤斑疹，还是月经不调等辨为血瘀、血热证者，皆可酌情使用。紫草咸寒，入心经，又入肝经血分，既能凉血活血，又善解毒透疹。牡丹皮苦辛，微寒，入心肝血分，善于清解营血分实热，辛行苦泄，有活血祛瘀之功。《雷公炮制药性解》明代李中梓按注云："丹皮主用，无非辛温之功，禹锡等言其治冷，当矣。本草曰性寒，不亦误耶！夫肝为血舍，丹皮乃血剂，固宜入之，本功专行血，不能补血，而东垣以此治无汗骨蒸，六味丸及补心丹皆用之，盖以血患火烁则枯，患气郁则新者不生。此剂苦能泻阴火，辛能疏结气，故为血分要药。"两者合用，可治温病热入营血、迫血妄行所致的发斑、吐血、衄血，以及痈肿疮疡、湿疹等。

六、健脾补气利水药对

1. 炒白术配炒山药

【药物介绍】

白术为菊科植物白术的干燥根茎，味苦、甘，性温，归脾、胃经，具有补气健脾、燥湿利水、止汗、安胎功效。补气健脾宜炒用。

山药为薯蓣科植物薯蓣的干燥根茎，味甘，性平，归脾、肺、肾经，具有补脾养胃、生津益肺、补肾涩精功效。炒用增强补脾止泻作用。

【病案选录】

王某，男，48 岁，腹泻 20 年，每日 3~4 次，饮食不慎则腹泻加重，伴乏力倦怠、食少、面色萎黄，舌淡苔白黄腻，脉沉滑、关尺弱。

辨证：脾虚兼湿热。

治法：健脾祛湿，清热止泻。

处方：党参 15g，茯苓 15g，白术 10g，薏苡仁 30g，砂仁 10g（后下），甘草 10g，白扁豆 30g，陈皮 10g，山药 30g，桔梗 10g，黄芩 10g，黄连 10g，葛根 30g。

二诊：腹泻减轻，每日 1~2 次，乏力减轻，继服 20 余剂后痊愈。

【用药经验】

脾虚湿盛为临床常见之证，刘燕池教授治脾气虚弱、运化失职、水湿内停所致食少、便溏或泄泻、痰饮、水肿、带下诸证时，常以炒白术配炒山药为药对。炒白术甘温补虚，苦温燥湿，主归脾、胃经，能补气健脾，被前人誉为"脾脏补气健脾第一要药"。炒山药甘平，能补脾气，益脾阴，兼有涩性，可止泻。《本草经解》言白术："脾者为胃行其津液者也，脾湿，则失其健运之性而食不消矣；术性温益阳，则脾健而食消也。煎饵久服，则胃气充足，气盛则身轻，气充则不饥，气纳则延年，所以轻身延年不饥也。"《本草经解》又言："山药气温平，禀天春升秋降之和气，入足厥阴肝经、手太阴肺经；味甘无毒，禀地中正之土味，入足太阴脾经。气升味和，阳也。脾为中州而统血，血者阴也，中之守也；甘平益血，故主伤中。脾主肌肉，甘温益脾，则肌肉丰满，故补虚羸。"两者相合，健脾之效更著，兼顾气阴，共奏顾护中焦之功。

2. 生黄芪配防己

【药物介绍】

黄芪味甘，性微温，归肺、脾经，主要功效为补气固表、利尿托毒、排脓、敛疮生肌。《神农本草经》言："黄芪：味甘微温。主痈疽久败创，排脓止痛，大风，痢疾，五痔，鼠瘘，补虚，小儿百病。"

防己味苦，性寒，归膀胱、肺经，主要功效为利水消肿、祛风止痛。《神农本草经》曰："主风寒温疟，热气诸痫。除邪，利大小便。"

二药合用共奏补气固表、利尿托毒、排脓、敛疮生肌、祛风止痛之功效。

【病案选录】

陈某，女，55 岁，下肢浮肿，月经提前 1 周，失眠，便秘，颈肩腰痛，舌苔水滑有裂纹。

辨证： 阳虚不固，水湿泛滥。

治法： 利水除湿，补阳固表。

处方： 牛膝 30g，木瓜 30g，火麻仁 10g，炒白芍 10g，炙甘草 10g，菟丝子 15g，枸杞子 15g，油松节 30g，干姜 10g，大枣 30g，盐杜仲 30g，黑顺片 20g，茯苓 15g，麸炒白术 15g，生黄芪 50g，防己 20g，猪苓 30g，当归 10g，丹参 10g，醋乳香 6g，醋没药 6g。

【用药经验】

针对正虚邪实、命门衰微、脾阳不振、湿邪泛滥导致的诸多杂病，刘燕池教授临床治疗以温煦命火、益气健脾、宣肺利水立法，投以扶正祛邪及攻补兼施之剂，宗防己黄芪汤为主加减，配伍肉桂、肉苁蓉、巴戟天等温阳之品。同时考虑水湿之邪滞腻稽留，采用补正祛邪之法。因脾胃为后天之本，脾主湿而统运化，湿邪留滞三焦，膀胱通调失司，水湿不循常道，溢于肌腠腹中，故以顾护脾胃为根本。《本草新编》云："防己，味辛、苦，气寒，阴也，无毒。能入肾以逐湿，腰以下至足湿热、足痛脚气皆除，利大小二便，退膀胱积热，消痈散肿，除中风挛急，风寒湿疟热邪。似乎防己乃祛湿热行经之圣药也，然其性只能下行，不能上达。凡湿热在上焦者，断不可用，用之则真气大耗，必至危亡。说者谓防己乃下焦血分之药，可行于血分，而不可行于气分也。不知即是下焦湿热之病，只可一用，而亦不可再用。"刘燕池教授临床将黄芪、防己配伍使用，共奏益气健脾、祛风利水之效，使表气得固，风邪得除，脾气健运，水道通利。

七、养阴药对

1. 沙参配麦冬

【药物介绍】

沙参分南沙参和北沙参。南沙参味甘，性微寒，归肺、胃经，主要功效为养阴清肺、益胃生津、化痰、益气。北沙参味甘、微苦，性微寒，归肺、胃经，主要功效为养阴清肺、益胃生津。《神农本草经》载："主血积惊气，除寒热，补中，益肺气。久服利人。"

麦冬味甘、微苦，性微寒，归心、肺、胃经，主要功效为养阴生津、润肺清心。《神农本草经》载："主心腹，结气伤中伤饱，胃络脉绝，羸瘦短气。久服轻身，不老不饥。"

【病案选录】

孙某，女，44 岁，失眠，舌暗有裂纹，苔薄黄，右弦滑稍数、左弦滑。

辨证： 心肾阴虚不交。

治法： 补阴，安神，助眠。

处方： 柏子仁 15g，天冬 15g，麦冬 15g，当归 15g，党参 15g，丹参 15g，北沙参 15g，桔梗 15g，醋五味子 15g，制远志 15g，茯神 15g，生薏苡仁 30g，肉桂 5g，黄连 10g，阿胶 10g（烊化），炒白芍 10g，清半夏 10g，柴胡 10g，桂枝 10g，生龙骨 30g（先煎），生牡蛎 30g（先煎）。

【用药经验】

沙参补五脏之阴，尤以补肺胃之阴最为明显。《玉楸药解》载黄元御云："沙参凉肃冲淡，补肺中清气，退头上郁火，而无寒中败土之弊。但情性轻缓，宜多用乃效。"麦冬润肺清心，益胃生津。《长沙药解》载黄元御云："清金润燥，解渴除烦，凉肺热而止咳，降心火而安悸。"

刘燕池教授将因时、因地、因人制宜的治疗原则应用于临床。他认为北京地区四季分明，缺少雨雪，气候常年偏于干燥；人们生活节奏加快，社会竞争激烈，精神压力增大；以车代步，以机器代劳，体力劳动相对减少；食用厚味、嗜酒、吸烟、嗜食辛辣的人群大为增加，而饮食不节、过食辛热厚味是导致阴亏的重要因素。在这样的环境和生活习惯之下，人们易生火生热，故常出现"阳常有余，阴常不足"。治疗上承丹溪"滋阴降火"之旨，鲜用东垣温补脾胃之法。他认为从病机角度而言，阴虚与津液、精、血亏损密切相关。津液有形而静，属于水类，性状属阴。其功能以滋润和濡养为主，作用亦属阴，而津液又是在阴气的作用下化生的，阴气盛则津多，阴气虚则津少，阴气竭则津枯。所以津液亏耗是阴虚的最主要病机之一。由此形成滋阴生津以调整机体阴阳平衡的临床诊疗思路。刘燕池教授临证常选用沙参、麦冬作为滋阴生津的必用药对，再结合患者具体情况，切中病机，辨证精到，遣方机变，疗效显著。

2. 石斛配生地黄

【药物介绍】

石斛味甘，性微寒，主要功效为益胃生津、滋阴清热。《神农本经校注》载："主伤中，除痹，下气，补五脏虚劳，羸瘦，强阴。久服厚肠胃，轻身延年。"

生地黄味甘、苦，性寒，归心、肝、肾经，主要功效为清热凉血、养阴生津。《神农本草经》云："主折跌绝筋，伤中，逐血痹，填骨髓，长肌肉，作汤除寒热积聚，除痹。生者尤良。久服轻身不老。"

【病案选录】

王某，女，49 岁，口渴、多食、消瘦、大便干如羊粪，伴有乏力及精力不济 1 周。舌红少苔，脉细数。既往于某三级甲等医院诊断为糖尿病（消渴），空腹血糖 10mmol/L，平素服用二甲双胍控制血糖，效果不显著。

辨证：肺胃阴虚，脾气亏虚。

治法：滋补肺胃之阴兼健脾补气。

处方：沙参 15g，麦冬 15g，生石斛 15g，生地黄 15g，玄参 15g，黄芪 10g，西洋参 10g，生石膏 30g（先煎）。

二诊：口渴、多食减，血糖降至 8mmol/L，大便干燥减轻，继以原方加减服用 30 余剂，血糖降至 6mmol/L。

【用药经验】

生地黄配石斛具有养阴生津、清热除烦之效。此药对亦是刘燕池教授承袭丹溪"滋阴降火"思想，在治疗阴虚火旺证时常用之药对。刘燕池教授常用来治疗：①糖尿病口渴思饮，消谷善饥，配西洋参、黄芪用。如渴甚则以鲜石斛、金石斛、生地黄、熟地黄、麦冬同用，其清热养阴作用更著。亦可加绿豆衣、山药、五味子、天花粉等。②神经官能症，烦躁不安，情绪易激动，口苦，口干，脉数，可合千金温胆汤去生姜用。③热病后期，口干舌燥，烦渴欲饮，纳呆津少，或有低热不退者用鲜地黄、鲜石斛。

3. 玄参配山茱萸

【药物介绍】

玄参味甘、苦、咸，性微寒，归肺、胃、肾经，主要功效为清热凉血、滋阴降火、解毒散结。《神农本草经》载："主腹中寒热积聚，女子产乳余疾，补肾气，令人目明。"

山茱萸味酸、涩，性微温，归肝、肾经，主要功效为补益肝肾、收涩固脱。《神农本草经》载："主心下邪气，寒热，温中，逐寒湿痹，去三虫。久服轻身。"

【病案选录】

李某，女，59岁，尿频、小便浑浊，消瘦，大便干结，腰膝酸软，五心烦热1周。舌红少苔，脉细数。曾在当地医院诊断为糖尿病（消渴），空腹血糖20mmol/L，平素服用格列本脲（优降糖）控制，效果不显著。

辨证：肾阴虚。

治法：滋补肾阴。

处方：生地黄12g，熟地黄12g，山药12g，山茱萸12g，牡丹皮9g，茯苓9g，泽泻9g，知母10g，黄柏10g。

二诊：口渴、多食减轻，血糖降至15mmol/L，腰酸、五心烦热减轻，继续加减服用90余剂，血糖降至6mmol/L。

【用药经验】

玄参配山茱萸是刘燕池教授治疗消渴（糖尿病）的经验药对。刘燕池教授认为糖尿病的基本病机主要在于阴津亏损、燥热内生，以阴虚为本，燥热为标，两者互为因果，呈现阴愈虚则燥热愈盛，燥热愈盛则阴愈虚的特点。

糖尿病消渴的病变部位虽与五脏均有关，但主要在肺、脾胃、肾三脏，尤以肾为要。治疗原则以清热生津、益气养阴为主，治宜滋补，慎用寒凉攻伐，主张三消分治，立足于肾。用药以益气养阴为法，多选生黄芪、麦冬、沙参、生石斛、生地黄为主药，上、中、下分补肺、胃、肾之阴，随症加减。玄参与山茱萸是其治疗消渴的常用药对。刘燕池教授认为，玄参归肺、胃、肾经，可滋养三脏之阴，上、中、下三消皆可选用；山茱萸归肝、肾经，具有补益肝肾之功。张介宾云："肾阴为一身阴液之本，五脏之阴气，非此不能滋……"刘燕池教授治疗糖尿病消渴常将两者合用，使滋阴之效更著，验之临床，其效甚验。

4. 何首乌配侧柏叶

【药物介绍】

何首乌味苦、甘、涩，性温，归肝、心、肾经，主要功效为解毒、消痈、润肠通便。《日华子本草》云："治一切冷气及肠风。"

侧柏叶味苦、涩，性寒，归肺、肝、脾经，主要功效为凉血止血、生发乌发。《本草正》言："善清血凉血，去湿热湿痹，骨节疼痛。捣烂可敷火丹，散疖腮肿痛热毒。"

二药合用共奏解毒消痈、润肠通便、凉血止血、生发乌发之功效。

【病案选录】

赵某，男，40岁，因工作劳累致脱发、头皮油脂分泌较多伴瘙痒，大便黏滞1个月余。舌红苔黄，脉细数。曾于某社区医院诊断为脂溢性脱发，疗效不显，遂求中医诊治。

辨证：肾阴虚兼湿热。

治法：滋补肾阴兼清热利湿。

处方：生地黄12g，熟地黄12g，山药12g，山茱萸12g，牡丹皮9g，茯苓9g，泽泻9g，地肤子30g，生侧柏叶15g，何首乌30g。

二诊：脱发减轻，头油减少，继续加减服用30余剂，脱发愈。

【用药经验】

刘燕池教授临床常用何首乌配合侧柏叶水煎外洗治疗脂溢性脱发，疗效显著。脂溢性脱发是在皮脂溢出基础上引起的脱发，好发于青年男性，分干性和油性两种。临床以头部皮脂溢出、头屑增多、瘙痒、脱发为特征，部分患者无自觉症状仅见头发渐进性脱落。脱发多从前额两侧起始，渐向头顶延伸，头发逐渐稀疏细软、失去光泽，脱发区皮肤光滑无毛或见毳毛，前发际线后移；亦有自头顶开始脱落者。病程呈慢性进展，可持续10余年，时轻时重。病因尚未明确，目前认为与遗传及雄激素作用相关。

脂溢性脱发属中医学"蛀发癣""发蛀脱发"范畴。初期以血热风燥、脾胃肝胆湿热为主，病久不愈可出现血虚风燥、肝肾不足之证候。其病变外在毛发，病位内在脏腑，尤与肝、脾、肾三脏密切相关。临床针对血虚风燥型脱发以何首乌15g、侧柏叶20g，每日1剂，煎水2000mL外洗，每次洗15分钟，每日2次。

八、活血通络药对

川芎配鸡血藤

【药物介绍】

川芎为植物川芎的干燥根茎，味辛，性温，归肝、胆、心包经，具有活血行气、祛风止痛之功效。

鸡血藤为植物密花豆的干燥藤茎，味苦、甘，性温，归肝、肾经，具有活血补血、调经止痛、舒筋活络之功效。

【病案选录】

王某，60岁，有冠心病病史10年，刻下症见胸闷、心慌，牵涉后背痛，大便可，睡眠可，舌淡红苔白腻，脉弦滑。

辨证：心脉血瘀。

治法：活血化瘀。

处方：瓜蒌30g，薤白30g，清半夏10g，丹参20g，炙甘草6g，干姜10g，木瓜30g，醋五味子10g，山茱萸10g，盐杜仲10g，茯苓10g，炒白术10g，草果仁10g，鸡血藤30g，钩藤30g，醋乳香6g，醋没药6g。

【用药经验】

胸痹心痛多为本虚标实之证，急性发作期以标实为主，刘燕池教授在此期常以川芎、鸡血藤相配以活血止痛。川芎辛香行散，温通血脉，既能活血祛瘀，又能行气通滞，为"血中气药"，功善止痛，性善走窜。《本草汇言》称其能"下调经水，中开郁结"，善通达气血，为妇科活血调经要药，能"旁通络脉"，具有祛风通络止痛之功。鸡血藤苦泄甘缓，温而不烈，性质和缓，既能活血，又能补血，为妇科调经要药，能活血通络止痛，又能舒筋活络。《饮片新参》言其："去瘀血，生新血，流利经脉。治暑痧，风血痹症。"两者配合，除胸痹心痛外，还可用治血瘀之月经不调、痛经、闭经、经脉不畅及络脉不和病证，风湿痹痛，气滞血瘀诸痛证等。

九、和胃化痰降逆药对

1. 丁香配柿蒂

【药物介绍】

丁香味辛、甘，性温，无毒，入肺、脾、胃、肾经，主要功效为温中降逆、散寒止痛、温肾助阳。《雷公炮制药性解》载："主口气腹痛，霍乱反胃，鬼疰蛊毒及肾气、奔豚气，壮阳暖腰膝，疗冷气，杀酒毒，消痃癖，除冷劳。有大如山茱萸者，名母丁香，气味尤佳。丁香辛温走肺部，甘温走脾胃；肾者，土所制而金所生也，宜咸入之。果犯寒疴。"

柿蒂味苦、涩，性平，归胃经，主要功效为降气止呃。《雷公炮制药性解》载："柿蒂，主呃逆……总属寒凉，都能清火。"

【病案选录】

李某，女，65 岁，幽门螺杆菌感染（非典型），舌边齿痕，苔有裂纹。

辨证：脾胃不和。

治法：调和脾胃。

处方：玄参 15g，旋覆花 15g，乌梅 15g，木瓜 15g，蜜桑白皮 15g，酒山茱萸 30g，黑顺片 10g，广藿香 10g，甘草 15g，干姜 15g，法半夏 9g，豆蔻 9g，丁香 3g，当归 15g，大枣 10g，川芎 15g，白薇 15g，白芍 15g，醋乳香 6g，醋没药 6g，白及 10g，陈皮 10g，柿蒂 10g，竹茹 10g。

【用药经验】

刘燕池教授认为丁香配柿蒂，具有温中散寒、降逆止呃功效，用治中焦虚寒、呃逆呕吐、脘腹胀满。丁香辛温芳香，温中散寒，补肾助阳，降逆止呕，为治胃寒呃逆之要药。柿蒂苦涩性平，善降胃气，为降气止呃之要药。二药配伍，温中散寒、降逆止呃之功相得益彰。刘燕池教授常用该药对治疗：①胃寒所致呃逆、嗳气、吞酸等症；②胃溃疡，缓解腹胀，增强消化功能，减轻恶心呕吐；③胃食管反流病；④中风后呃逆。

2. 半夏配竹茹

【药物介绍】

半夏气微，味辛辣、麻舌而刺喉，性温，有毒，归脾、胃、肺经，功效为燥湿化痰、降逆止呕、消痞散结。以皮净、色白、质坚实、粉性足者为佳，捣碎生用，或用生石灰、甘草制成法半夏，用生姜、白矾制成姜半夏，用白矾制成清半夏。

竹茹味甘，性微寒，归肺、胃、心、胆经，有清热化痰、除烦、止呕之效，且甘寒入血，能清热凉血止血。生用偏于清化热痰，姜汁炙用长于和胃止呕。

两药合用有化痰、燥湿、止呕之效。

在刘燕池教授的病案中运用此药对主要治疗的病证有慢性胃炎、呃逆、鼻炎、反流性食管炎、萎缩性胃炎、胃脘痛、腹胀、胰腺肿瘤、高血压、子宫全切除术后综合征、直肠恶性肿瘤、结肠腺瘤样息肉、头晕、呕吐、中暑、风痰证、梅核气（咽部异感症）、痰湿证、慢性非萎缩性胃炎、脾胃积热证、气血两虚证、肝气犯胃证、下焦虚寒证、肝胃不和证、脾肺气虚证、乳癖、慢性肾小球肾炎、焦虑状态、喉痹（咽炎）、不寐（失眠）、胁痛、尿血、倦怠乏力、心悸、慢性支气管炎、嗳气、痞满、结肠恶性肿瘤、子宫平滑肌瘤、肝囊肿、绝经前后诸证（围绝经期综合征）、三尖瓣反流、慢性肾衰竭（尿毒症）、胃溃疡、胸痛、胆石症、舌诊异常、特发性心房颤动、泄泻、胃气上逆、肝郁气滞证、湿热内蕴证、脾阳不足证、气滞血瘀证、脾胃虚弱证、胃失和降证、外感风邪证、肝血管瘤、纳呆、风邪袭络证、胃阴不足证、月经不调、胃石症、痰湿中阻证、肝气郁结、胁胀、胃窦炎、慢性疲劳综合征、胃息肉、胸痹心痛、肝积、痰饮、咳嗽、精癃（前列腺增生）、冠心病、脾虚湿热证、眩晕、发热、脾肾两虚证、便秘。

【病案选录】

王某，腹胀，大便溏，3~4 天一行，偶呃逆、泛酸，偶发心慌、口干，舌苔黄，脉细。有冠心病病史，植入冠状动脉支架 3 个。

辨证：肝胃不和。

治法：疏肝和胃。

处方：木香 3g，砂仁 6g（后下），陈皮 15g，法半夏 6g，炒白术 15g，炒山药 15g，苍术 10g，党参 10g，炒栀子 3g，茯苓 15g，葛根 15g，黄连 6g，酒黄芩 10g，煅龙骨 30g（先煎），煅牡蛎 30g（先煎），诃子 15g，竹茹 15g，烫枳实 6g，炙甘草 6g，蜜瓜蒌子 30g，炒莱菔子 15g，大枣 10g，生黄芪 15g，当归 10g。

【用药经验】

刘燕池教授多应用半夏与竹茹配伍治疗胃病、呃逆呕吐、鼻炎等肺胃疾病。半夏归脾、胃、肺经，竹茹亦归肺、胃经，两者均有化痰、止呕功效。然半夏性温，长于化湿痰而止呕；竹茹性微寒，擅清热痰而止呕；两者同归胃经，可治胃炎、呃逆、腹胀等症；兼入肺经，于鼻炎治疗亦有较好疗效。

本案证型属于脾胃气虚兼湿热证。患者脾气虚运化失常，出现腹胀、大便溏稀、脉细等症状；另见舌苔黄、口干等，均表明体内有热，湿热蕴脾、胃火炽盛，故见呃逆泛酸，且脾胃气虚可致心功能失常，引发心慌。患者大便次数少，应佐以润肠通便之品。此方中木香、陈皮、炒白术、炒山药、党参、炙甘草、大枣、生黄芪可益气补脾；砂仁、陈皮、炒白术、苍术、茯苓、葛根可燥湿健脾、化湿开胃；法半夏可燥湿化痰、降逆止呕；炒栀子、黄连、酒黄芩、竹茹可清热燥湿；煅龙骨、煅牡蛎可镇静安神；砂仁、诃子可止泻；烫枳实可理气消积；蜜瓜蒌子、炒莱菔子、当归可润肠通便。半夏性温，归脾、胃经，可燥湿化痰、降逆止呕。竹茹性微寒，归胃经，可清热化痰。刘燕池教授临床善将半夏与竹茹配伍以燥湿止呕,治疗湿热蕴脾。

3. 葶苈子配紫苏子

【药物介绍】

葶苈子味辛、苦,性大寒,归肺、膀胱经,功效为泻肺平喘、行水消肿。《神农本草经》载:"主癥瘕积聚结气,饮食寒热,破坚逐邪,通利水道。"现代药理研究表明,葶苈子所含芥子苷是镇咳的有效成分,炒用可提高芥子苷含量,故镇咳效果更佳。葶苈子中的葶苈苷、葶苈子水提液均有不同程度的强心作用,能使心肌收缩力增强,心率减慢,对衰弱的心脏可增加心输出量,降低静脉压。葶苈苷对动物有利尿作用。此外,葶苈子尚具有降血脂、抗抑郁、抗血小板聚集、抗肿瘤及抗菌等作用。

紫苏子味辛,性温;归肺、大肠经,功效为降气化痰、止咳平喘、润肠通便。《本草汇》载:"苏子散气甚捷,最能清利上下诸气,定喘痰有功,并能通二便,除风寒湿痹。若气虚而胸满者,不可用也,或同补剂兼施亦可。"现代药理研究表明,紫苏子及其炮制品多种提取物有不同程度的镇咳、祛痰、平喘作用。炒紫苏子醇提物有抗炎、抗过敏、增强免疫作用。紫苏子的脂肪油提取物有降血脂作用。此外,紫苏子还有抗氧化、改善记忆力、抗肝损伤及抑制肿瘤等作用。

【病案选录】

付某,性别、年龄不详,咽部异感症。

辨证:外感风寒,肺气不利生痰。

治法:解表散寒,宣肺利痰。

处方:葶苈子 6g,炒紫苏子 3g,化橘红 15g,清半夏 6g,茯苓 15g,竹茹 15g,烫枳实 6g,射干 6g,炙麻黄 3g,生石膏 15g(先煎),炒苦杏仁 10g,地龙 15g,白前 6g,北沙参 15g,石斛 20g,生牡蛎 20g(先煎),锦灯笼 10g,浙贝母 15g,蜜桑白皮 10g,蜜枇杷叶 10g,酒大黄 2g。

【用药经验】

刘燕池教授善将葶苈子与紫苏子相伍,用其降气化痰之功治疗多种痰证。葶苈子苦泄辛散,功专泻肺之实而下气定喘,尤善泻肺中水饮及痰火。

紫苏子性降质润，主入肺经，善于降肺气、化痰涩而止咳平喘。《本草汇》言："苏子散气甚捷，最能清利上下诸气，定喘痰有功。"

此案属于风痰证。化橘红、清半夏燥湿化痰；茯苓善于渗湿利水，使湿无所聚，痰无由生；竹茹、射干、锦灯笼清化热痰；枳实行气化痰以消痞；苦杏仁、白前降气消痰；牡蛎、浙贝母散结消痰治疗痰火郁结；桑白皮清泻肺火，兼泻肺中水气而平喘咳；枇杷叶苦降寒清，入肺经长于降肺气，清肺化痰以止咳平喘；地龙清肺平喘；麻黄宣肺平喘，引热邪从上宣发；大黄清热泻下，兼引热邪从下而解，一升一降，配伍精当。上述诸药共用，共奏清化湿热痰浊之效，并降气以消咽部异物感。石膏清热泻火、除烦止渴；北沙参补肺阴、清肺热；石斛滋养胃阴，生津止渴，兼能清胃热；上述诸药共用以养阴，防止热盛伤津。

十、清热药对

1. 生石膏配知母

【药物介绍】

生石膏味甘、辛，性大寒，归肺、胃经，生用清热泻火、除烦止渴。《神农本草经》载："主中风寒热，心下逆气惊喘，口干，舌焦，不能息，腹中坚痛，除邪鬼，产乳，金创。"

知母味苦、甘，性寒，归肺、胃、肾经，主要功效为清热泻火、滋阴润燥。《神农本草经》载："主消渴，热中，除邪气，肢体浮肿，下水，补不足，益气。"

【病案选录】

孙某，女，6岁，干咳鼻塞，白浊涕，便干，食欲不振，舌苔黄腻，脉滑数。

辨证：外感风寒里有热。

治法：解表，散寒，清热。

处方：炙麻黄 5g，炒苦杏仁 8g，生石膏 25g（先煎），知母 10g，炙甘草 5g，陈皮 8g，清半夏 5g，防风 5g，桔梗 6g，荆芥 6g，炙百部 8g，前胡 8g，炙紫菀 8g, 芒硝 3g (冲服), 川贝粉 2g (冲服), 炒莱菔子 15g, 酒大黄 8g (后下), 炒苍耳子 6g, 地龙 5g, 辛夷 6g (包煎), 细辛 2g。

【用药经验】

石膏甘辛大寒，质重，入肺经，善清肺经实热；入胃经，能清泻胃火。知母苦甘寒，质润，上能清肺热而泻火，中善泻胃火而止渴，下能泻相火、滋肾燥。二药伍用，清热泻火，除烦止渴之力增强。适用于温热病气分热盛或胃热中消而见壮热、烦渴、汗出、脉洪大等症。刘燕池教授常将知母石膏配伍使用，治疗糖尿病烦渴引饮，取三黄石膏汤、白虎加人参汤之义。李时珍曰："知母之辛苦寒凉，下则润肾燥而滋阴，上则清肺金而泻火，乃二经气分药。"临床用治肺、肾病多，而以火热者为宜。

2. 黄柏配栀子

【药物介绍】

黄柏味苦，性寒，归肾、膀胱经，主要功效为清热燥湿、泻火除蒸、解毒疗疮。《神农本草经》载："主五脏，肠胃中结热，黄疸，肠痔。止泄利，女子漏下赤白，阴阳伤，蚀疮。"

栀子味苦，性寒，归心、肺、三焦经，主要功效为泻火除烦、清热利湿、凉血解毒，外用消肿止痛。焦栀子凉血止血。《神农本草经》载："主五内邪气，胃中热气，面赤，酒疱齄鼻，白癞，赤癞，疮疡。"

【病案选录】

郭某，女，52 岁，盗汗 2 个月，腿凉，眠可，二便调，纳呆，耳鸣如蝉时轻时重，舌红苔黄腻，脉弦滑数。

辨证：气阴两虚兼湿热。

治法：清热化湿，兼补气阴。

处方：当归 15g, 生地黄 10g, 黄芩 15g, 黄连 10g, 黄柏 15g, 生黄芪 60g, 浮小麦 60g, 麻黄根 9g, 黑顺片 15g, 砂仁 10g (后下), 醋龟甲 10g, 神曲 15g, 炒麦芽 15g, 山楂 15g, 煅磁石 30g, 木瓜 30g, 干姜 10g, 栀子 15g, 川牛膝 30g, 覆盆子 15g, 党参 10g, 制远志 10g, 麸炒薏苡仁 30g, 肉桂 5g。

【用药经验】

黄柏与栀子相伍，清热泻火，利胆退黄。栀子味苦，性寒，入心、肺、三焦经，能清泻三焦火热，兼以除湿利胆退黄。黄柏味苦，性寒，入肾、膀胱经，功能清热泻火、燥湿解毒。两药相伍，相须为用，共收泻火、燥湿、利胆、退黄之功效。

刘燕池教授认为栀子清肝经之郁火，黄柏泄脾家之湿热，两者相伍，能增强清热利湿之功，治疗阳黄热重于湿、尿赤、下焦热淋等证。

3. 败酱草配马齿苋

【药物介绍】

败酱草味辛、苦，性微寒，归胃、大肠、肝经，具有清热解毒、消痈排脓、祛瘀止痛之功效，临床常用于治疗肠痈、肺痈、痈肿疮毒及产后瘀阻腹痛。脾胃虚弱、食少泄泻者忌服。

马齿苋味酸，性寒，归肝、大肠经，主要功效为清热解毒、凉血止血、止痢，用于热毒血痢、痈肿疔疮、丹毒、蛇虫咬伤、湿疹、便血、痔血、崩漏下血。马齿苋性寒滑利，故脾胃虚寒、肠滑泄泻者忌服。

败酱草与马齿苋配伍使用可增强清热解毒、散痈消肿之效。刘燕池教授使用此配伍，主要用于治疗气阴不足证、气滞血瘀证、湿热下注证、泄泻、便秘、直肠炎、胃炎、痤疮、荨麻疹、甲状腺结节、阑尾炎、湿疹等。

【病案选录】

潘某，性别、年龄不详。泄泻，因寒易作，每日泄泻2~4次，偶有白冻，稍见下利色赤，苔薄黄，脉细弦。胃肠镜检查未见明显异常。

辨证：脾虚湿热伤及营血。

治法：清热化湿补脾。

处方：茯苓15g，炒白术15g，桂枝6g，葛根15g，酒黄芩10g，黄连10g，煅龙骨15g（先煎），煅牡蛎15g（先煎），马齿苋10g，白头翁10g，白及10g，败酱草15g，藕节炭15g，仙鹤草15g，当归15g，丹参15g，醋乳香3g，醋没药3g，三七粉3g（冲服），炒鸡内金15g。

【用药经验】

该案为脾虚湿热伤及营血证，患者泄泻兼苔薄黄、脉细弦，可知为脾虚湿热证，利下色赤可见已伤及营血。方中炒鸡内金健脾益胃；仙鹤草、白及、藕节炭收敛止血；煅龙骨、煅牡蛎固涩收敛；败酱草清热解毒；马齿苋能清热解毒，入血分，凉血止血止痢；三七粉化瘀止血；当归、丹参、醋乳香、醋没药为活络效灵丹组成；葛根芩连汤中的葛根、黄连、酒黄芩可清热降火止泻；苓桂术甘汤中的茯苓、桂枝、炒白术有健脾利湿之效；白头翁汤中的白头翁、黄连能清热解毒，凉血止痢。

败酱草与马齿苋均为清热解毒药。《神农本草经》载："味苦平，主暴热，火疮赤气，疗瘑疽痔，马鞍热气，一名鹿肠，生川谷。"败酱草清热解毒之力较强，可治热毒、湿热等证，对疮痈肿毒疗效显著；其兼能活血祛瘀、通经止痛，并可用于治疗瘀血所致月经不调、痛经等症。《神农本草经》云："苋实，味甘寒，主青盲，明目，除邪，利大小便，去寒热。久服益气力，不饥，轻身，一名马苋。"马齿苋具有清热解毒之功，可治热毒痢疾及痈肿疔疮；其凉血止血之效亦佳，故对血热妄行之出血证有较好疗效。

4. 蜜麻黄配石膏

【药物介绍】

麻黄味辛、微苦，性温，归肺、膀胱经，主要功效为发汗散寒、宣肺平喘、利水消肿。《珍珠囊》言："泄卫中实，去营中寒，发太阳、少阴之汗。"

石膏味甘、辛，性大寒，归肺、胃经，主要功效为清热泻火、除烦止渴。《洁古老人珍珠囊》言："止阳明头痛，止消渴，中暑，潮热。"

两药合用共奏发汗散寒、宣肺平喘、利水消肿、清热泻火、除烦止渴之功效。

【病案选录】

闫某，女，8岁，鼻塞、咳嗽、发热1周，服用解热镇痛药后体温降至正常。7个月前患支原体肺炎后胸闷憋气，气道有痰，舌淡苔白润，左脉疾数，右脉弦滑数。

辨证：气虚肺热。

治法：宣肺补气，清透里热。

处方：生黄芪 10g（先煎），生白术 10g，防风 10g，炙麻黄 9g，生石膏 25g，丹参 10g，陈皮 10g，清半夏 9g，茯苓 10g，炙甘草 10g，全瓜蒌 15g，薤白 9g，炒莱菔子 10g，焦槟榔 10g，乌梅 10g，醋五味子 10g，地龙 10g（后下），辛夷 8g（包煎），炒苍耳子 8g，细辛 3g，酒大黄 3g。

【用药经验】

《伤寒论》第 42 条："发汗后，不可更行桂枝汤。汗出而喘，无大热者，可与麻黄杏仁甘草石膏汤主之。"刘燕池教授认为肺气因开阖不利，清气当降不降，浊气当发不发，故而喘作。此以麻黄与石膏发汗祛邪，杏仁复其肃降之性，汗出喘定。然麻黄杏仁甘草石膏汤方中石膏重用至半斤，为麻黄 1 倍之量，后世温病学家用此方，石膏更 4 倍于麻黄，从而制麻黄之温，使全方现辛凉之性。方用石膏，直入肺中清其郁热。《神农本草经》载："石膏，味辛，微寒，主中风寒热，心下逆气，惊喘，口干舌焦，不能息，腹中坚痛……产乳，金创。"肺质轻清空灵，一开一阖，清气入焉；脾气散精，上归于肺，肺朝百脉，通调水道，宣五谷味，熏肤，充身，泽毛。以其郁热灼伤肺窍，津液之上源受伤，以致津液不得上承，无由敷布，而有惊喘、口干、舌焦、不能息之症。临床应用麻黄配伍石膏，共奏宣肺平喘、清热泻火之功。

十一、调和肝脾药对

炒白芍配炒白术

白芍为毛茛科植物芍药的干燥根，饮片以质坚实、类白色、粉性足者为佳。白芍味苦、酸，性微寒，归肝、脾经，功能养血调经、敛阴止汗、柔肝止痛、平抑肝阳。炒白芍即取净白芍片，置锅内炒至微黄色，偏于养血调经、柔肝止痛。

白术为菊科植物白术的干燥根茎，饮片以切面黄白色、香气浓者为佳。白术味甘、苦，性温，归脾、胃经，功能补气健脾、燥湿利水、止汗、安胎。炒白术偏于补气健脾。

两药配伍主要发挥补益脾气、柔肝敛阴的功效。在刘燕池教授的5000多例病案中有262例使用了此药对，如阳虚寒盛证、肝气郁结证、月经不调、月经失调、慢性鼻炎、胃痞病、室性期前收缩、胸闷、气血亏虚证、腰腿痛、慢性低血压、心悸、黏液性水肿、子宫脱垂、慢性乙型病毒性肝炎、头晕、神经症、中气下陷证、支气管哮喘（过敏性）、脾阳虚证、心肝火旺证、抑郁状态、脾血管瘤、胃失和降证、脾胃虚弱证、气滞血瘀证、风寒湿痹证、肝郁脾虚证、肝胆瘀阻证、肝胆湿热证、胆腑郁热证、湿热中阻证、乳癖、心气虚证、脾肺气虚证、胆囊炎、水肿、阑尾炎术后、气阴两虚证、稽留流产、焦虑状态、泄泻、耳鸣、胆囊结石、腰痛、慢性疼痛、子宫肌瘤、缺铁性贫血、气不摄血证、直肠炎、甲状腺结节、湿疮、经间期出血、胸痹、自然流产、糜烂性胃炎、肝囊肿、自汗、生育障碍、多寐、全身疼痛、胆囊息肉、绝经综合征、肝郁化火证、乳衄、胆汁反流性胃炎、崩漏、早泄、肝风内动证、慢性膝关节滑膜炎、脂膜炎、胸痹心痛、肾气虚证、消渴等。

【病案选录】

贾某，脱发，大便干，自汗，盗汗。

辨证：阴阳两虚，肝脾不和，表虚不固。

治法：清热滋阴，调和肝脾。

处方：生地黄15g，熟地黄15g，制何首乌20g，桑寄生15g，续断10g，桂枝6g，炒山药15g，茯苓15g，炒白芍10g，生黄芪10g，防风3g，炒白术10g，生侧柏叶10g，黑芝麻15g，败酱草30g，蜜瓜蒌子30g，浮小麦30g，土鳖虫10g，桑枝30g。

【用药经验】

该证为阴阳两虚、肝脾不和、表虚不固证。方中清热药生地黄、补虚药熟地黄与山药配伍滋阴；清热药败酱草主清郁热；补虚药制何首乌、续断、黑芝麻配伍祛风湿药桑寄生以补益肝肾、益气填精；补虚药黄芪、白术共奏补气之功；补虚药白芍养血调经；利水渗湿药茯苓健脾利湿；桂枝助阳化气；防风解表散邪；侧柏叶凉血止血；瓜蒌子润燥化痰；浮小麦固表敛汗；

土鳖虫活血通经。此方系刘燕池教授以六味地黄丸、桑麻丸合玉屏风散化裁而成。

该患者自汗且盗汗，提示阴阳两虚，表虚不固，津液失摄；大便干结，提示肝脾不调。

方中白术补气健脾、固表止汗，被誉为"补气健脾第一要药"，可治疗肺脾气虚所致卫气不固、自汗盗汗。炒白术偏重补气健脾；白芍敛阴止汗，主治阴血亏虚、肝阳偏亢证，适用于虚劳所致自汗。炒白芍偏重养血调经、柔肝止痛。刘燕池教授将两药配伍，主要发挥补益脾气、柔肝敛阴之效。

十二、化痰理气宽胸药对

1. 全瓜蒌配薤白

【药物介绍】

全瓜蒌为葫芦科植物栝楼或双边栝楼的干燥成熟果实。栝楼果皮入药称瓜蒌皮，种子称瓜蒌子。全瓜蒌味甘、微苦，性寒，归肺、胃、大肠经，主清热涤痰、宽胸散结、润燥滑肠。

薤白味辛、苦，性温，归心、肺、胃、大肠经，主通阳散结、行气导滞，用于胸痹心痛、脘腹痞满胀痛、泻痢后重。

此药对可通阳祛痰、润燥开结，善治胸痹证。刘燕池教授诊治的 5000 余例病案中有 369 例使用此药对，用于治疗胸痹、冠心病、心悸、乏力、高血压及乳腺结核、乳腺增生、糖尿病等。

【病案选录】

朱某，女，心悸气短，偶发期前收缩。自诉心胸憋闷，心痛牵及左后背，苔黄厚腻，舌质绛，脉细。心电图显示 ST 段改变，心动过缓。

辨证：气阴虚兼痰瘀互阻。

治法：化痰通瘀，兼补气阴。

处方：全瓜蒌 30g，薤白 15g，法半夏 6g，太子参 10g，麦冬 15g，醋五味子 10g，醋柴胡 10g，郁金 10g，醋延胡索 10g，当归 15g，丹参 15g，鸡血藤 15g，醋乳香 3g，醋没药 3g，生桃仁 6g，红花 10g，三七粉 3g（冲服），炙甘草 6g。

【用药经验】

此病例诊断为气阴虚兼痰瘀互阻之胸痹，病机为本虚标实。脉细为阴虚之象。苔黄厚腻为痰湿重浊之象，舌质绛为有瘀之象，痰瘀互结、阻滞气机而心胸憋闷、疼痛。方中瓜蒌、薤白、法半夏为瓜蒌薤白半夏汤去白酒，通阳散结、理气宽胸；太子参、麦冬、五味子为生脉散，益气复脉、养阴生津；当归、丹参、醋乳香、醋没药为活络效灵丹，活血化瘀、通络止痛，加延胡索、郁金活血祛瘀；柴胡、桃仁、红花为《伤科汇纂》所载柴胡饮，治"血积于胁下，左边疼"。

处方中全瓜蒌与薤白配伍用于治疗胸痹。瓜蒌可以祛痰散结、理气宽胸，而薤白可通阳散结、行气止痛，两者配伍可通阳祛痰、润燥开结，用于治疗胸阳不振、痰阻气结之胸痹。

2. 枳实配厚朴

【药物介绍】

枳实味苦、辛、酸，性微寒，归脾、胃经，功效为破气消积、化痰散痞。积滞内停、泻痢后重者可用其消积导滞；痰阻气滞、胸痹者可用其化痰消痞。

厚朴味苦、辛，性温，归脾、胃、肺、大肠经，具有燥湿、行气、消积、化痰平喘之功效，适用于湿滞伤中所致脘痞吐泻、食积气滞所致腹胀便秘及痰饮喘咳。

两药同用可降气化痰、消痞除满。刘燕池教授 5000 余例病案中有 221 例应用此药对，用于治疗各类胃炎、胃脘痛、脾虚湿盛证及呃逆、腹胀、便秘等。

【病案选录】

赵某，男，呕吐、便秘 2~3 日。时发脘部痞胀、恶心呕吐，近 2 年畏寒。苔薄，脉弦缓。

辨证：脾胃气虚兼湿阻中焦。

治法：清热化湿，兼补脾胃。

处方：藿香 15g，佩兰 10g，大腹皮 10g，紫苏叶 6g，陈皮 15g，法半夏 6g，茯苓 15g，党参 10g，炒白术 20g，竹茹 15g，烫枳实 6g，炒莱菔子 15g，蜜瓜蒌子 30g，火麻仁 10g，炒苍术 10g，厚朴 6g，炙甘草 6g，大枣 10g。

【用药经验】

本病例为脾胃气虚兼湿阻中焦证。脾胃气虚而水湿不运，阻滞气机致胃气上逆，故见恶心呕吐；清阳不升，不能温养肢体则见畏寒。脾失健运则脘腹胀满、便秘。脉弦缓为水湿之象。方中藿香、大腹皮、紫苏叶、陈皮、法半夏、茯苓、炒白术、厚朴取藿香正气散之意，藿香与佩兰相须为用以芳香化湿，半夏曲易为法半夏以增强燥湿之功，厚朴配苍术除中焦湿浊，配伍枳实兼收消痞除满之效。苍术、厚朴、陈皮、甘草合平胃散之法，燥湿运脾、消胀除满。白术、茯苓健脾运湿、和中止泻。莱菔子降气化痰。陈皮、竹茹、党参遵橘皮竹茹汤之旨，降逆止呕、清热安胃；原方人参易为党参以防燥烈太过，兼避莱菔子相恶之弊。蜜瓜蒌子、火麻仁润肠通便以治便秘，兼防苦寒过剂伤阴而收反佐之功。甘草、大枣益气健脾养胃，其中甘草炙用，温入脾胃，以应畏寒之症。

枳实苦、辛、微寒，可"除胀满，消宿食，削坚积，化稠痰，破滞气，平喘咳"，功擅破气消痞；厚朴苦、辛、温，长于行气降逆、消胀除满。两药配伍寒热相宜，消泻兼施，共奏消痞除满之效，临床用于胸腹胀满、脘腹痞闷、喘满呕逆等症。

十三、止痛药对

延胡索配乌药

【药物介绍】

延胡索味辛、苦，性温，归肝、脾经，具有活血、行气、止痛之功效，主治气血瘀滞之痛证。

乌药味辛，性温，归肺、脾、肾、膀胱经，具行气止痛、温肾散寒之效，主治寒凝气滞之胸腹诸痛证，以及尿频、遗尿。

两药合用主治寒凝气滞血瘀所致痛证，临床常用于治疗急性胃炎、慢性胃炎、糜烂性胃炎、胆囊炎、胆囊结石、胁痛等病症。

【病案选录】

高某，有胆囊结石病史，于 2014 年 7 月 21 日服药 1 个月，胆汁反流性胃炎明显好转。刻下症见胃脘懊侬，恶心，反酸，偶发吃凉后吐白沫，口气重，大便秘结。

辨证： 脾胃气虚兼中焦湿热气滞。

治法： 清热化湿，兼补脾胃。

处方： 陈皮 15g，法半夏 6g，木香 6g，砂仁 6g（后下），茯苓 15g，炒苍术 10g，炒白术 30g，炒山药 15g，厚朴 6g，石斛 30g，竹茹 10g，烫枳实 6g，煅瓦楞子 30g（先煎），海螵蛸 15g（先煎），浙贝母 10g，生石膏 15g（先煎），知母 10g，酒大黄 2g，醋延胡索 10g，乌药 10g，炒莱菔子 15g，玄明粉 2g（冲服）。

【用药经验】

该案为脾胃气虚兼中焦湿热气滞证。砂仁、木香、陈皮、莱菔子同有理气之功，莱菔子行气消胀，砂仁温脾暖胃，陈皮理气健脾，调畅中焦止呕逆。竹茹、半夏降逆止呕，枳实破气消痞，使脾胃气机得以升降。湿邪阻碍气机，且气行则湿化，故用厚朴芳化苦燥，长于行气除满，且可化湿，与苍术相伍，行气以除湿，燥湿以运脾。白术燥湿健脾；茯苓渗湿和脾；山药补益脾气，和中养胃；石斛甘淡微寒，益胃生津，养胃阴，起到反佐作用。海螵蛸、瓦楞子制酸止痛，为治疗胃脘痛胃酸过多常用药物。乌药辛散温通、行气止痛，延胡索行气活血，二药合用共奏行气活血之功，使气行血畅。浙贝母、生石膏、知母清热泻火，玄明粉泻热通便，治疗胃火亢盛。酒大黄治疗便秘。

延胡索配乌药，活血顺气，气血同调，可治疗气滞血瘀、脘腹疼痛，尤宜偏于寒性之气痛。《药品化义》载："乌药，气雄性温，故快气宣通，疏散凝滞，甚于香附。外解表而理肌，内宽中而顺气。以之散寒气，则客寒冷痛自除；驱邪气则天行疫瘴即却；开郁气，中恶腹痛，胸膈胀满，顿然可减；

疏经气，中风四肢不遂，初产血气凝滞，渐次能通，皆借其气雄之功也。"
延胡索临床多醋制，《本草汇言》云："用之上血，醋制则止。"醋制后可增
强其活血行气止痛之效。刘燕池教授临证常用醋延胡索 6~15g 配伍乌药 10g，
用于糜烂性胃炎、慢性胃炎、急性胃炎、胆囊结石、胆囊炎、胁痛等病症有
较好的治疗效果。

十四、收敛止泻、止血、止汗药对

1. 刺猬皮配石榴皮

【药物介绍】

刺猬皮味苦、涩，性平，归肾、胃、大肠经，功效为固精缩尿、收敛止
血、化瘀止痛。《神农本草经》载："主五痔阴蚀下血，赤白五色血汁不止，
阴肿痛引腰背，酒煮杀之。"现代药理研究表明刺猬皮具有收敛、止血作用。

石榴皮味酸、涩，性温，归大肠经，功效为涩肠止泻、止血、杀虫，为
治疗久泻久痢之常用药。《本草原始》云："治筋骨风，腰脚不遂，行步挛急
疼痛，涩肠，取汁点目，止泪下。煎服下蛔虫。止泻痢下血，脱肛，崩中带
下。"现代药理研究表明石榴皮所含鞣质具有收敛作用。盐酸石榴碱对绦虫
有杀灭作用。石榴皮煎剂有抑菌、抗病毒作用。石榴皮醇提物能提高抗氧化
能力指数。此外，还有保肝、调节免疫、抑制胃酸分泌、抗胃溃疡等作用。

两药相合，收涩之效尤强，可用于治疗多种气血津液不固证，主要治疗
泄泻、早泄、前列腺增生、前列腺炎等疾病。

【病案选录】

孔某，性别、年龄不详，泄泻发作多年，日 2~3 行，有下坠感，反酸，
苔薄黄腻，脉弦缓。

辨证：脾肾气虚兼湿热。

治法：清热化湿，调补脾肾。

处方：制刺猬皮 15g，炒石榴皮 15g，党参 10g，生黄芪 10g，炒白术
15g，炒山药 20g，盐补骨脂 15g，茯苓 15g，盐车前子 10g（包煎），葛根
15g，酒黄芩 10g，黄连 6g，煅龙骨 30g（先煎），煅牡蛎 30g（先煎），诃子

15g，升麻 6g，陈皮 10g，炒苍术 10g，煅瓦楞子 30g（先煎），白头翁 10g，桔梗 6g。

【用药经验】

此案属于脾肾气虚兼湿热，患者中气下陷可见泄泻并伴有下坠感，胃气上逆而反酸，苔薄黄腻、脉弦缓可见有湿热。刘燕池教授用升陷汤、葛根芩连汤、补中益气汤加减。其中党参、生黄芪补气；白术、山药固护中焦；陈皮、苍术燥湿健脾，同时茯苓也能健脾；上述诸药补脾肾之气以治其本。升麻升举阳气，葛根升举脾之清阳，有升阳举陷之功，治疗患者下坠感之症状。桔梗行散上行，入肺经，肺与大肠相表里，调畅气机以止泻；补骨脂温补脾肾，收涩止泻；茯苓、车前子渗湿止泻；诃子涩肠止泻；龙骨、牡蛎收敛固涩；黄芩、黄连燥湿止痢；白头翁凉血止痢；上述诸药治疗泄泻。瓦楞子、煅牡蛎制酸止痛，黄芩、黄连可治胃热呕吐吞酸，针对反酸症状。"大小不利治其标"，对于患者脾肾气虚之泄泻，用多药固涩治其标，又补脾肾以治其本，标本共治。

刘燕池教授善将刺猬皮与石榴皮相合，收涩之效大增，用于治疗气血津液不固证，适用于泄泻、早泄等症。刺猬皮苦涩收敛，功能收敛止血，善治下焦出血。《神农本草经》载："主五痔阴蚀下血，赤白五色血汁不止，阴肿痛引腰背，酒煮杀之。"石榴皮酸涩收敛，入大肠经，能涩肠止泻痢，为治疗久泻久痢之常用药。《本草汇言》云："石榴皮，涩肠止痢之药也……能治久痢虚滑不禁，并妇人血崩、带下诸疾……又安蛔虫……"两药合用，收涩止痢功效显著，先治其标，契合"小大不利治其标"之旨。

2. 三七粉配白及

【药物介绍】

三七味甘、微苦，性温，归肝、胃经，主要功效为散瘀止血，消肿定痛。《玉楸药解》言："和营止血，通脉行瘀，行瘀血而敛新血。凡产后、经期、跌打、痈肿，一切瘀血皆破；凡吐衄、崩漏、刀伤、箭射，一切新血皆止。"白及味苦、甘、涩，性微寒，归肺、肝、胃经，主要功效为收敛止血、消肿生肌。《增广和剂局方药性总论》曰："主痈肿恶疮败疽，伤阴死肌，胃中邪气，贼风……痹缓不收。"二药合用共奏散瘀止血、消肿定痛、收敛止血、消肿生肌之功效。

【病案选录】

邱某，女，35 岁，流感后咳嗽，1 周后引起室性期前收缩、窦性心律不齐、冠状动脉壁钙化，素来入睡困难，半夜醒来，自服生脉饮有所好转，数天前惊醒后心悸。2013 年 1 月 7 日心脏 CT 显示冠状动脉多发性粥样硬化伴狭窄。舌淡红边有齿痕、苔薄白，右脉动数、左脉弦滑数。

辨证：心气虚血瘀。

治法：活血化瘀，兼补心气。

处方：全瓜蒌 30g，薤白 10g，清半夏 10g，党参 10g，麦冬 15g，醋五味子 10g，甘松 30g，合欢皮 30g，苦参 30g，柏子仁 30g，阿胶珠 10g，火麻仁 10g，熟地黄 10g，桂枝 10g，大枣 10g，炙甘草 30g，生龙骨 30g（先煎），生牡蛎 30g（先煎），醋龟甲 30g（先煎），白及 30g，制远志 10g，三七粉 3g（冲服），丹参 10g，檀香 6g（后下），砂仁 6g（后下）。

【用药经验】

胃脘痛，即胃痛，是以上腹胃脘部近心窝处疼痛为主症的一类病症，因此常有人称为脘痛、心口痛。其发作多与饮食、情绪、酗酒及季节变化等密切相关，是临床常见病症。胃脘痛既是中医病名又是临床症状表现，如急慢性胃炎、溃疡病、胃神经官能症等表现有上腹胃脘部近心窝处疼痛时均属"胃脘痛"范畴。刘燕池教授临床治疗大量萎缩性胃炎患者，患者常见胃脘隐痛、呃逆、泛酸、两胁痞胀、苔薄黄、脉细等表现，此系胃气阴两虚，兼肝胃不和，胃气上逆。因此，用生石斛、麦冬以养胃阴，太子参、炒白术、肉豆蔻益胃气而温肾阳，寓"阳中求阴"之意；用柴胡疏肝散（柴胡、炒枳实、炒白芍、甘草）合金铃子散（延胡索、炒川楝子），加制香附、制厚朴、炒黄芩、广木香、砂仁以疏肝和胃、行气止痛；用乌贝散（海螵蛸、浙贝母）抑酸。

《本草新编》卷四云："白及，味苦、辛，气平、微寒，阳中之阴也。入肺经。功专收敛，亦能止血。败症溃疡、死肌腐肉，皆能去之。敷山根，止衄血。涂疥癣，杀虫。此物近人皆用之外治，殊不知其内治更神，用之以止血者，非外治也。"用三七粉和白及进行搭配，白及保护胃黏膜，以防止胃酸对胃黏膜的刺激；三七粉化瘀止痛。刘燕池教授认为萎缩性胃炎由于病程较长常导致气阴两虚，久病入络，因此临床常将化瘀止痛的三七与缓急止痛的白芍合用，并用白及保护胃黏膜，每能取得佳效。

3. 地骨皮配浮小麦

【药物介绍】

地骨皮味甘，性寒，归肺、肝、肾经，主要功效为凉血除蒸、清肺降火。

浮小麦味甘，性凉，归心经，主要功效为除虚热、止汗。

两药合用共奏凉血除蒸、清肺降火、除虚热、止汗之功效。

【病案选录】

潘某，女，32岁，服用炔雌醇环丙孕酮片（达英）21天，停药1周后月经来潮。畏寒，面部不对称，腰部不适，末次月经（LMP）2003年11月23日，经量少，色暗红，经前乳房胀痛，有血块，眠差，易自汗，舌质淡红润，苔水滑，左脉沉弦细、右脉弦细滑稍数。

辨证：血虚阳虚兼血瘀。

治法：补血活血，兼补表阳。

处方：生黄芪30g，浮小麦20g，茯苓10g，制远志10g，生薏苡仁10g，生晒参片10g，企边桂10g，醋柴胡10g，醋香附10g，当归10g，川芎10g，生桃仁10g，红花10g，桂枝10g，炒白术10g，益母草10g，牡丹皮10g，地骨皮10g。

【用药经验】

妇女在绝经期前后，围绕月经紊乱或绝经而出现烘热、汗出、烦躁易怒、面红、眩晕耳鸣、心悸失眠、情志不宁、腰背酸楚，或面浮肢肿，或皮肤蚁行样感等症，称为"经断前后诸证"，又称"绝经前后诸证"。妇女49岁（虚岁）前后，肾气由盛渐衰，天癸渐至衰竭，冲任二脉也随之亏虚，继则经绝不至，易出现上述诸症。本病相当于西医学围绝经期综合征。

刘燕池教授在治疗妇科围绝经期综合征时，常选用地骨皮配伍浮小麦。《本草新编》载："地骨皮，非黄柏、知母之可比，地骨皮虽入肾而不凉肾，止入肾而凉骨耳，凉肾必至泻肾而伤胃，凉骨反能益骨而生髓，黄柏、知母泄肾伤胃，故断不可多用以取败，地骨皮益肾生髓，断不可少用而图功。欲退阴虚火动，骨蒸劳热之症，用补阴之药，加地骨皮或五钱或一两，始能凉骨中之髓，而去骨中之热也。"刘燕池教授认为，绝经前后诸证与患者肾气渐亏、冲任虚衰、天癸渐竭有关。阴虚则相火不宁，阳虚则虚寒内生，周身阴阳失调而致虚损，累及心肝脾气血阴阳之调和而发病。故治疗应以滋补肾阴肾精为基础，调理肝肾阴阳为要。根据患者具体情况，临床用药或辅以滋阴潜阳，或宁心安神，或健脾益气，或固表敛汗，多能奏效。

十五、解毒利咽药对

木蝴蝶配蝉蜕
【药物介绍】

木蝴蝶味苦、甘，性凉，归肺、肝、胃经，主要功效为清肺利咽、疏肝和胃。《本草纲目拾遗》言："凡痈毒不收口，以此贴之。"

蝉蜕味甘，性寒，归肺、肝经，主要功效为散风除热、利咽、透疹、退翳、解痉。《本草纲目·蟲部》言："治头风眩晕，皮肤风热，痘疹作痒，破伤风及疔肿毒疮，大人失音，小儿噤风天吊，惊哭夜啼，阴肿。"

二药合用共奏清肺利咽、疏肝和胃、散风除热、利咽透疹、退翳解痉之功效。

【病案选录】

阎某，女，8岁，大便干如羊粪球，咳吐泡沫脓痰，舌尖红点，舌苔白黄腻，右脉滑数、左脉弦滑数。

辨证：外感风寒，里有郁热，肺气失宣。

治法：祛散风寒，清透里热，宣肺利咽。

处方：防风10g，炙麻黄9g，生石膏20g，炒苦杏仁10g，陈皮10g，清半夏10g，茯苓10g，生甘草6g，干姜10g，细辛3g，炙百部10g，桔梗10g，前胡 10g，炙紫菀 10g，紫苏叶 10g，酒荆芥 10g，大黄 6g，木蝴蝶 10g，浙贝母 10g，蝉蜕 10g，芒硝 3g，醋五味子 10g，姜黄 10g，炒僵蚕 10g。

【用药经验】

刘燕池教授从事内科临床 40 余年，擅长运用凉血滋阴法治疗咳嗽。他认为，城市居民营养过剩，嗜食酒酪厚腻，加之精神紧张，工作压力大，内热易盛，郁热致咳者多见，同时由于"肺为娇脏，喜润恶燥"，血热者每易致肺阴津耗伤，因此主张用凉血滋阴法治疗咳嗽。刘燕池教授主张凉血滋阴法并非单独运用凉血滋阴药物，而应以"必伏其所主，而先其所因"为原则，结合形成血热的致病因素，配以其他药物与其他治法兼施，这样才能充分发挥凉血滋阴法的治疗作用。在咳嗽病治疗中，可与宣肺化痰药、清肺化痰药、理气化痰药、温肺化痰药、降气化痰药等配伍应用，诚如《医学心悟》所言"一法之中，八法备焉，八法之中，百法备焉"。刘燕池教授凉血滋阴治疗咳嗽的基本方为生地黄、玄参、浙贝母、杏仁、桑白皮、炙枇杷叶（去毛）各 10~15g，桔梗 10g。

外感初期，鼻塞，流涕，加辛夷 10g，去生地黄、玄参。若为外感风寒，加荆芥、防风；外感风热，加金银花、连翘、桑叶；肺热重，加蜜炙麻黄、生石膏、黄芩、鱼腥草、芦根。咽痛明显加牛蒡子、板蓝根、木蝴蝶；痰黄黏胸闷加全瓜蒌、炒莱菔子；痰少而黏加沙参、麦冬；痰多清稀有泡沫加细辛、干姜；痰黏难咳加葶苈子、芥子；痰多易咳加二陈汤；便秘加玄明粉、酒大黄；兼呕吐加淡竹茹、法半夏；咳嗽牵引两胁痛加柴胡、郁金、炒枳壳、川楝子、延胡索。咽痒加蝉蜕。

十六、健脾消食药对

1. 焦山楂配焦神曲

【药物介绍】

山楂味酸、甘，性微温，归脾、胃、肝经，主要功效为消食健胃、行气散瘀。《本草纲目》言："化饮食，消肉积，癥瘕，痰饮痞满吞酸，滞血痛胀。"

神曲味甘、辛，性温，无毒，归脾、胃经，主要功效为健脾和胃、消食化积。《本草正》言："炒黄入药，善助中焦土脏，健脾暖胃，消食下气，化滞调中，逐痰积，破癥瘕，运化水谷，除霍乱胀满呕吐。"

二药合用共奏消食健胃、行气散瘀、消食化积之功效。

【病案选录】

任某，男，33岁，大便呈羊粪样3个月余，伴有食冷腹痛，夏季浴后汗出，曾患气胸和疝气，疝气手术后形体偏瘦，体重53kg，身高180cm。舌质淡暗尖赤，苔白微黄厚腻，左脉弦滑数、右脉弦细滑数。

辨证：脾阴虚，大肠传导不利。

治法：调补脾胃，养阴通便。

处方：炒枳壳10g，炒白术10g，生黄芪30g，炒神曲10g，炒麦芽10g，炒山楂10g，炒稻芽10g，炒谷芽10g，全瓜蒌10g，黄连3g，黄芩6g，甜叶菊2g，高良姜10g，醋香附10g，玄参15g，麦冬15g，清半夏10g，生地黄15g，干姜10g，大枣10g，党参10g，炙甘草6g，陈皮10g，茯苓15g。

【用药经验】

朱丹溪医学思想特别重视保养胃气、固护真气，在对老年人的治疗中，这种思想尤为重要。朱氏在《格致余论》中提出："比及五十，疾已蜂起，气耗血竭，筋柔骨痿，肠胃壅郁，涎沫充溢，而况人身之阴，难成易亏，六七十后阴不足以配阳，孤阳几欲飞越，因天生胃气，尚尔留连，又借水谷之阴，故羁縻而定耳。"对于老年人，养胃存真是非常重要的。朱氏也经常为其母亲"进补胃、补血药"，是其固护胃气、保存真气治疗思想的具体体现。

对门诊所治老年患者，刘燕池教授注重养胃存真治疗思想，强调养胃气时慎用香燥之品，习用炒神曲、炒谷芽、炒麦芽、焦神曲、焦山楂等健胃消食药物以顾护胃气，偶用鸡内金消食化积。《本草新编》载："神曲味甘气平，无毒。入脾胃二经。下气调中，止泻开胃。化水谷，消宿食，破症结，逐积痰。疗妇人胎动不安，治小儿胸腹坚满。"对于胃阴不足证，尤重沙参、麦冬、石斛等养胃之品，其中对石斛尤为推崇。石斛为兰科多年生常绿草本植物，以茎入药，具滋养胃阴、清热生津之效。《本草品汇精要·卷八草部上品之中》载其能"补五脏虚劳羸瘦，强阴，久服厚肠胃，轻身延年"。《本草再新》亦云石斛可"理胃气，清胃火，除心中烦渴，疗肾经虚热，安神定惊，解盗汗，能散暑"。故热病伤阴所致津亏口干、烦渴低热、纳呆眩晕等症，石斛尤为适宜。刘燕池教授在老年脾胃功能减退患者处方中善用石斛，既体现丹溪养阴泻火思想，亦契合丹溪养胃存真理念。

2. 炒鸡内金配炒莱菔子

【药物介绍】

鸡内金味甘，性平，归脾、胃、小肠、膀胱经，主要功效为健胃消食、涩精止遗。《日华子本草》云："止泄精，并尿血、崩中、带下、肠风、泻痢。"

莱菔子味辛、甘，性平，归肺、脾、胃经，主要功效为消食除胀、降气化痰。《本草纲目》云："下气定喘，治痰，消食，除胀，利大小便，止气痛，下痢后重，发疮疹。"

两药合用共奏健胃消食、涩精止遗、消食除胀、降气化痰之功效。

【病案选录】

陈某，女，厌食 2 年余，食量减少，喜食水果、冷饮，性急躁。无腹胀腹痛，有口气，大便 1~2 日一行，大便成形。眠差，白天困乏，无磨牙，夜间打鼾。咳嗽、流涕，无畏寒畏热，无异常汗出。身高 110.8cm，体重 15.4kg（标准身高 110cm，体重 18kg）。舌质红，苔黄腻，食指络脉沉紫，左脉滑数、右脉沉弱。

辨证：脾胃气虚。

治法：调补脾胃。

处方：炒枳壳 10g，白术 10g，炒神曲 6g，炒麦芽 6g，山楂 6g，炒莱菔子 10g，法半夏 6g，茯苓 6g，连翘 6g，泽泻 6g，陈皮 6g，炒苍术 6g，川芎 6g，醋香附 10g，炒稻芽 6g，炒谷芽 6g，焦槟榔 10g，炒鸡内金 10g，甜叶菊 3g，生甘草 3g。

【用药经验】

刘燕池教授在临证之际善于应用成方，尤其治疗湿热病证，多据病情选用刘完素所创天水散、三花神佑丸，朱震亨之二妙散及三妙、四妙，吴鞠通之三仁汤、黄芩滑石汤、薏苡竹叶散、宣清导浊汤、诸加减正气散，清利下焦湿热之八正散等。选用鸡内金配合莱菔子健胃消食，降气化痰。《医学衷中参西录》云："莱菔子……无论或生或炒，皆能顺气开郁，消胀除满，此乃化气之品，非破气之品……盖凡理气之药，单服久服，未有不伤气者，而莱菔子炒熟为末，每饭后移时服钱许，借以消食顺气，转不伤气，因其能多进饮食，气分自得其养也。若用以除满开郁，而以参、芪、术诸药佐之，虽多服久服，亦何至伤气分乎？"

刘燕池教授在依法选方后，又常根据具体病症而灵活加减。如用三仁汤治疗慢性浅表性胃炎之脘腹胀满，加用藿香、佩兰、炒枳实、浙贝母、车前子、鸡内金、炒莱菔子、炒白术、醋香附、桂枝、茵陈；治疗口腔溃疡，则加用黄连、牡丹皮、生石膏、郁金、炒枳实、炒莱菔子、瓜蒌、焦山楂、焦神曲等；治疗性欲减退，则加用牡丹皮、藿香、柴胡、黄连、浮小麦、炒栀子等；治疗五心烦热，则加用桑寄生、川断、菟丝子、泽泻、山茱萸、牡丹皮、地骨皮、炒白芍等；治疗围绝经期头身困重，则加用藿香、佩兰、女贞子、夏枯草、生地黄、玄参、菟丝子、桑寄生、柴胡、郁金等；治疗胃癌术后脘腹胀痞，加用生石膏、知母、杏仁泥、党参、石斛、麦冬、天花粉、炒白术、焦山楂、焦神曲、淡竹茹、炒栀子、藿香、焦槟榔等；治疗亚健康倦怠乏力，加用党参、麦冬、五味子、炒白术、炒酸枣仁、生石膏、知母、首乌藤、石菖蒲、败酱草等，均取得较好疗效，充分体现中医学治疗疾病的原则性和灵活性。

第五章 验案评析

第一节 高血压

肝阳上亢兼食滞阴血亏虚案

患者，男，35 岁，2014 年 10 月 6 日初诊。

主诉：发现高血压 1 个月余。血压检查为 160/120mmHg。

现病史：患者自述平素嗜酒，好食肥甘肉类，夜晚五心烦热，经常眩晕，胃脘时作痛，大便成形但黏滞；现患有中度脂肪肝，触诊肝区无压痛，尿酸 470μmol/L（临界偏高），总胆固醇 7.2mmol/L（临界偏高）。上下眼睑浮肿，舌偏红尖赤，苔薄，左右脉均弦细。

辨证：肝阳上亢，兼食滞阴血亏虚。

治法：平肝阳，去食滞，兼涵养阴血。

处方：生石决明 30g（先煎），珍珠母 30g（先煎），杭菊花 15g，薄荷 6g（后下），天麻 10g，决明子 20g，酒大黄 3g（后下），生地黄 15g，当归 15g，龙胆 10g，夏枯草 10g，炒栀子 10g，炒黄芩 10g，柴胡 10g，焦山楂 15g，焦神曲 15g，车前子 10g（包煎），泽泻 10g，生杜仲 15g，怀牛膝 10g，荷梗 15g，败酱草 30g，荷叶 15g。

二诊：服药后诸症大减，眩晕仍旧，血压稍降，舌红，苔薄，舌尖赤，左右脉均转为弦滑。故于原方基础上去焦神曲、车前子、泽泻、生杜仲，夏枯草减为 6g，继服 14 剂。

再诊时血压已趋于正常，后加减服药 28 剂，基本痊愈。

按语：此例高血压患者初诊时病位主要在肝、脾。因患者主症为眩晕，"诸风掉眩，皆属于肝"，结合其发病时间仅 1 个月余，病程尚短，故确定从肝辨证论治；又因其夜间五心烦热，结合舌质偏红、双侧脉细，判断兼有阴血亏虚病机。患者平素嗜酒肥甘，现胃脘时痛、大便黏滞，可推断其高血压病机与食积化火相关，故首当通腑泄浊。依据中医五脏辨证体系，初拟平肝潜阳、消食导滞兼滋阴养血治法。方用生石决明、珍珠母、杭菊花平肝潜阳，龙胆、夏枯草清肝泻火，焦山楂、焦神曲消食化积，酒大黄通腑泄浊，配伍生地黄、当归滋阴养血，柴胡、黄芩引药入肝经，佐车前子、泽泻利水消肿以治睑浮肿。诸药配伍主次分明，标本兼顾。二诊时诸症大减，遂去利湿之品，保留兼具消食降压之焦山楂。因血压未达正常范围，仍需巩固治疗。刘燕池教授遵循"法随证立，方从法出"的制方原则，取得显著疗效。

另外，刘燕池教授临床治疗高血压首先注重鉴别不同类型并灵活施治。常见高血压分为 3 种情况：第一种为收缩压与舒张压均升高；第二种为收缩压升高而舒张压正常；第三种为收缩压正常但舒张压升高。治疗时，第一种情况需以重镇潜阳与清热药物为主，选用石决明、珍珠母镇肝息风，配伍菊花、薄荷清肝热，辅以生杜仲、川牛膝补益肝肾。第二种单纯收缩压升高者，宜用夏枯草、龙胆清肝泄热，佐以知母、黄柏清泻相火。第三种舒张压升高者，多因血管弹性减退所致，当从补肾着手，配合软坚散结之品，常选用生杜仲、川牛膝补益肾气，配伍牡蛎、浙贝母化痰散结。在准确辨证分型基础上结合此用药规律，可有效提升降压疗效。

第二节　脂肪肝

肝郁脾虚湿热兼瘀案

陆某，男，53 岁，2017 年 6 月初诊。

主诉：体检发现轻度脂肪肝 10 年。

现病史：患者血脂偏高，肥胖，嗜睡，乏力，倦怠，大便溏，脘闷，呕恶，胁肋胀痛，大便黏滞不爽，舌淡，边有齿痕及瘀斑，苔白腻微黄，脉弦滑。

辨证：肝郁脾虚，湿热兼瘀。

治法：疏肝理气，健脾祛湿，清热化湿，破血逐瘀，消散瘀结。

处方：苍术 10g，生山楂 10g，水蛭 3g，泽泻 15g，郁金 10g，枳实 10g，决明子 15g，赤芍 10g，柴胡 10g，白芍 10g，川芎 10g，大黄 3g（后下），蒲公英 10g，丹参 10g，金钱草 10g，浙贝母 15g，生黄芪 10g，白术 10g。7 剂，水煎服。

二诊：患者脘闷、呕恶、胁肋胀痛大减，嗜睡、乏力、倦怠仍在，大便溏未愈，前后加减 90 余剂后脂肪肝消失。

按语：脂肪肝的分级主要依据肝脏脂肪含量或肝细胞脂肪变性的程度进行划分。轻度脂肪肝：脂肪含量 5%~10%，或每单位面积有 1/3~2/3 的肝细胞脂肪变性。中度脂肪肝：脂肪含量 10%~25%，或每单位面积有 2/3~3/4 的肝细胞脂肪变性。重度脂肪肝：脂肪含量 25%~50%，或几乎所有肝细胞均发生脂肪变性。极重度脂肪肝：部分文献提到脂肪含量超过 50% 的情况。本例患者为轻度脂肪肝，伴有血脂偏高、肥胖、嗜睡、乏力、倦怠、大便溏、脘闷、呕恶，属脾虚湿盛；胁肋胀痛、大便黏滞不爽为湿阻肝气郁滞所致；舌淡、边有齿痕及瘀斑，苔白腻微黄，脉弦滑，属脾虚肝郁兼湿热瘀之征。刘燕池教授处方具有疏肝理气、健脾祛湿、清热化湿、破血逐瘀、消散瘀结之效。方中郁金、柴胡、枳实疏肝理气；苍术、生黄芪、白术、泽泻、决明子健脾补气祛湿；生山楂、水蛭、赤芍、川芎、丹参、大黄破血逐瘀；浙贝母消散瘀结；白芍养血，与柴胡配伍体现"肝体阴用阳"之理；蒲公英、金钱草清热化湿。诸药合用共奏疏肝理气、健脾祛湿、清热化湿、破血逐瘀、消散瘀结之功。

现代药理学研究发现，郁金和柴胡均表现出抗抑郁作用，其中郁金主要通过调节神经递质和信号通路发挥作用，而柴胡则通过疏肝解郁和调节神经功能实现抗抑郁效果。枳实具有调节胃肠功能、促进消化等作用，常与柴胡、郁金等配伍使用以增强疏肝解郁、活血止痛之效，该配伍在治疗肝郁气滞证方面具有临床应用价值。苍术具有抗炎、抗氧化、抗肿瘤和抗菌等药理作用。黄芪作为补气药，能够增强免疫功能并用于多种疾病的临床治疗。白术主要化学成分包括挥发油（如苍术酮和白术内酯），具有健脾益气、燥湿利水之效，适用于脾虚食少、腹胀泄泻等症。泽泻具有利尿作用，常用于治疗水肿。决明子具有清肝明目、祛湿降脂功效。山楂能降低胆固醇和甘油三酯水平。水蛭具有抗凝血作用，可用于血栓性疾病治疗。赤芍具有抗炎和镇痛作用。白芍具有抗炎、镇痛、保肝、抗氧化等功效，其有效成分白芍总苷（TGP）具有免疫调节、抗炎、心肌保护等作用。川芎具有活血化瘀作用，可用于血液循环障碍治疗。丹参具有活血化瘀、扩张冠状动脉作用，常用于心脑血管疾病治疗。大黄具有泻下通便、清热解毒作用，可用于便秘和炎症治疗。浙贝母具有清热化痰、散结消肿功效，在甲状腺结节等疾病治疗中效果明显，常配伍夏枯草、昆布等以增强软坚散结作用，其有效成分贝母素甲和贝母素乙具有抗炎、化痰作用，还可用于乳腺增生、乳腺纤维瘤等疾病的治疗。上述药物配伍可协同发挥治疗脂肪肝的作用。

第三节　冠心病

气阴两虚、痰瘀痹阻案

胡某，男，79岁，2019年4月29日初诊。

主诉： 左侧胸部偶痛，心律不齐，西医检查示左心室舒张功能降低。伴失眠，多梦，盗汗，尿频，夜尿3~5次，善太息，乏力，便秘，口气重，舌红，舌下脉络青紫，苔白兼黄腻，脉弦细略滑。

西医诊断： 冠心病。

中医诊断： 胸痹。

辨证： 气阴两虚，痰瘀痹阻。

治法： 益气养阴，化瘀通痹。

处方： 丹参15g，太子参10g，麦冬15g，五味子10g，甘松10g，当归15g，郁李仁10g，制乳香6g，制没药6g，鸡血藤15g，茯神15g，远志15g，百合30g，首乌藤15g，全瓜蒌30g，薤白15g，法半夏6g，酒大黄2g，火麻仁10g，炒莱菔子15g，炙甘草6g。14剂，每日1剂，水煎服。

二诊： 患者服药14剂后，胸痛减轻，寐可，喜太息好转，心律不齐及乏力亦减轻，大便已通畅，夜尿2~3次。苔薄，脉弦缓。

处方： 太子参6g，五味子10g，麦冬15g，牡丹皮15g，甘松10g，苦参15g，滑石15g（包煎），紫草30g，车前子10g（包煎），生地黄15g，淡竹叶15g，猪苓10g，茯苓15g，桂枝6g，炒白术15g，芡实15g，川木通6g，刺猬皮10g，金樱子15g，生甘草6g。

患者续服药14剂，后随访胸痛、失眠等症未发。

按语： 患者左胸疼痛，心律不齐，病位在心，中医辨病属胸痹范畴。患者年事已高，当重视虚实之辨。《景岳全书》云："故凡诊病者，必当先察元气为主，而后求疾病。若实而误补，虽可解救，虚而误攻，不可生矣。"刘燕池教授论治老年患者，慎用辛热攻伐之品，恐竭阴精，助其亢阳。患者失眠、多梦、盗汗、舌红、脉弦细为阴虚火旺；便秘、口气重、苔黄腻、脉滑为痰热互结；兼见乏力、尿频为气虚之象；舌下脉络青紫为血瘀之征。综合症状及舌脉分析，当属气阴两虚、痰热互结之证。病机为气阴亏虚，痰瘀阻滞，不通则痛。治宜以滋阴法为核心，气阴双补治其本，兼以清热化痰、活血祛瘀治其标。

方中太子参擅补心脾之气而无生燥热之弊，常用于治疗因心气虚而行血无力、气虚血瘀之胸痹。百合、丹参、麦冬、五味子同用可补心阴养心血。现代药理学研究证实，麦冬有强心作用，五味子可改善血液循环，丹参有扩张血管、增加冠状动脉血流量及镇静作用。针对痰凝，用《金匮要略》瓜蒌薤白半夏汤通阳祛痰、润燥开结，使胸中滞痰气交阻得解。现代药理研究发现，瓜蒌对心肌有保护作用，薤白提取物可显著抑制动脉粥样硬化及血小板聚集。针对气血瘀滞所致疼痛，刘燕池教授选用张锡纯《医学衷中参西录》活络效灵丹，以当归、丹参、乳香、没药4味加鸡血藤、甘松化瘀止痛，疗效显著。现代药理研究亦提及乳香、没药可镇痛消炎，甘松更有中枢镇静作用和抗心律失常之效。郁李仁、火麻仁、莱菔子、酒大黄润肠攻下通便，大黄经酒制尚有活血通络功效。甘松、茯神、远志、百合有安神之效。诸药合用，方证对应，丝丝入扣而获全功。二诊患者仍尿频，余症减，改予益气养阴、清热利尿、助阳化气之法，用生脉饮、五苓散、六一散合缩泉丸加减收功，此为阴损及阳、阴阳两虚兼湿热瘀之治方思路。

胸痹发病机制复杂，致病风险因素多样，降低患病风险并提高患者生活质量仍是目前亟需解决的问题。刘燕池教授将天人相应思想、人体生命周期理论及社会生活方式相结合，提出冠心病患者发病机制在于阴虚为本，兼气虚痰瘀热互结的本虚标实理论，并指出其动态变化的终末阶段亦可出现阴阳两虚兼痰热瘀的情况。特别是以阴虚理论为指导，指出现代胸痹患者多嗜食肥甘厚味、饮酒、熬夜，致使阴精耗散，虚火内动，炼液成痰，阻滞心脉，导致心肾阴虚、君相火旺、痰瘀热互结，久之累及肾阳，出现神不安藏的失眠及肾气不固的夜尿频多。因此，刘燕池教授在临床诊治冠心病时重用滋阴法，并结合实际兼顾化痰、活血、益气、温阳、止痛等灵活多变的治疗方法，对动态辨治冠心病具有重要指导意义。

第四节　糖尿病

肾阴亏虚兼脾胃虚弱案

丁某，女，62 岁，2022 年 4 月 14 日初诊。

主诉：发现 2 型糖尿病 10 年。

现病史：空腹血糖 7.4mmol/L，餐后血糖 8.3mmol/L，乏力，腰酸，口干黏，大便溏，苔薄黄腻，脉沉细。

西医诊断：2 型糖尿病。

中医诊断：消渴。

辨证：肾阴亏虚，脾胃虚弱。

治法：滋肾健脾，清热养阴。

处方：生黄芪 15g，生地黄 15g，丹参 15g，炒苍术 10g，玄参 10g，葛根 15g，天花粉 15g，天冬 15g，麦冬 15g，生石膏 20g（先煎），知母 15g，茯苓 15g，泽泻 10g，牡丹皮 15g，黄连 6g，黄柏 6g，沙参 15g，石斛 15g，生甘草 6g，煅龙骨 30g（先煎），黄芩 10g。7 剂，水煎服，每日 1 剂，分早晚 2 次服。

二诊：2022 年 4 月 20 日空腹血糖降至 5.8mmol/L，餐后血糖 8.0mmol/L。症见口干渴，喜饮，胃脘觉凉，苔白燥，脉沉细缓。

处方：生黄芪 20g，生地黄 10g，丹参 15g，炒苍术 10g，玄参 10g，天花粉 15g，天冬 15g，麦冬 15g，生石膏 10g（先煎），知母 10g，泽泻 10g，牡丹皮 15g，黄连 6g，黄柏 6g，沙参 15g，生石斛 15g，生甘草 6g，**煅龙骨** 20g（先煎），炒黄芩 10g。7 剂，水煎服，每日 1 剂，分早晚 2 次服。

按语：本证属消渴之下消证，即阴虚火旺兼脾胃虚弱。治法为滋肾健脾，清热养阴。方用知柏地黄汤加减，重用天冬、麦冬、玄参、生石斛、沙参以滋肾养阴，重用生黄芪以益气健脾，配伍生石膏、知母、黄芩、黄连以清中上焦之热。药后空腹血糖下降而收效。

第五节　慢性肾炎

脾肺气虚，水邪泛滥，兼肝阳亢逆案

范某，男，15 岁，1973 年 3 月 19 日初诊。

主诉：尿少，面部及下肢明显浮肿 2 个月余。

现病史：患者因尿少、面部及下肢明显浮肿于外院就诊，尿常规检查示蛋白（+++）、颗粒管型（+）、红细胞（+）、白细胞少量。血压 150/90mmHg。诊断为急性肾小球肾炎、肾性高血压。于 1972 年 11 月 13 日住院治疗，予青霉素、氢氯噻嗪、呋塞米、螺内酯、乙酰唑胺、降压灵、芦丁、水解蛋白等药物，治疗 40 天，但效果不明显，病势日趋加重，尿蛋白增至（++++），发展成肾变期肾炎、肾病综合征，因而转中医治疗。刻下症见颜面浮肿，㿠白不泽，下肢肿势明显，按之如泥，腹部肿胀，有腹水，小便量少，尿色棕赤，气喘胸满，伴恶心呕吐，纳呆食少，周身困重乏力，舌淡苔白，脉弦滑。

辨证：脾肺气虚，水邪泛滥，兼肝阳亢逆。

治法：宣肺健脾，清热利尿。

处方：蜜麻黄 15g，连翘 15g，桂枝 3g，桑白皮 15g，冬瓜皮 15g，大腹皮 15g，茯苓皮 15g，萆薢 15g，猪苓 10g，泽泻 10g，萹蓄 10g，瞿麦 15g，川木通 10g，滑石粉 15g（包煎），车前子 10g（包煎），益母草 15g，白茅根 30g。

二诊：患者服上方 9 剂，尿量逐渐增加，肿势渐退，腹水亦减，但继而出现腹冷喜热喜按，腰酸痛，腿凉，口干喜热饮。脉症合参，脾肾阳虚之象已现，宜用温补脾肾、宣肺利尿之法治之。

处方：蜜麻黄22g，猪苓、茯苓各15g，泽泻10g，苍术10g，白术10g，生黄芪15g，党参15g，熟附片10g（先煎），肉桂3g，防己10g，大腹皮15g，萆薢15g，车前子10g（包煎），草豆蔻10g，鸡内金10g，焦山楂10g，焦神曲10g，益母草15g。

患者继服上方7剂后，尿量明显增加，每日出量均保持在1200~1700mL，腹水明显消退，食欲增加，但尿常规检查结果仍无明显改善，故重用温肾健脾利水之法。

处方：生地黄15g，熟地黄15g，熟附片15g，肉桂3g，金樱子15g，芡实15g，女贞子10g，茯苓15g，泽泻10g，生黄芪30g，萆薢15g，生地榆15g，川木通10g，白茅根30g，蜜麻黄15g。另：每日以石韦30g煎水代饮；口服胎盘片，每次6片，每日3次。

患者共服上方12剂，每日尿量保持在1800mL左右，至1973年3月22日腹水完全消失。患者精神好转，浮肿消退，恶心、呕吐消失，食量增加，腰腹已不觉寒冷，唇干但口不渴，血压降至120/80mmHg。面色仍现㿠白，自觉腰酸困乏，舌淡胖嫩边有齿痕，苔薄白，脉沉弦。根据病情，乃予温补脾肾之金匮肾气丸、济生肾气丸加减，并重用黄芪、党参、益母草、石韦、河车粉等药物，共服30余剂，尿蛋白始从（++++）降至（++）。

为改善尿蛋白问题，继以金匮肾气丸、六味地黄丸、济生肾气丸、防己黄芪汤、四君子汤等方药加减。仍用石韦30g，每日煎水代茶；口服紫河车粉或胎盘片；并予静脉注射黄芪注射液5mL，每日1次。共治疗2个月，尿蛋白从（++）逐渐降至（±），肾功能亦有明显改善。

为巩固疗效，嘱患者续服上述方药（汤剂或丸剂），至1973年11月中旬，尿蛋白稳定转阴，其他肾功能检查亦均属正常，最后以基本痊愈出院。

1976年1月随访，患者身体康复，2年来经常进行尿常规检查，未见异常，肾炎未复发。1979年7月随访，患者已于1976年秋参军入伍，身体正常，证实远期疗效巩固。

按语：本案属中医"水肿"范畴，诊断为慢性肾炎，证属脾肺气虚、水邪泛滥，兼肝阳亢逆。患者病程迁延，初起以脾肺气虚为病机核心，肺失宣降则水道不利，脾失健运则水湿壅滞，故见周身浮肿、尿少腹胀；水湿郁久化热，下注膀胱，则见尿赤浑浊；肝阳亢逆上扰，与湿浊交结，故血压升高、脉弦而滑。此证虚实夹杂，治需标本兼顾，既需宣肺健脾以复气化之机，又当清热利水以导邪下行，更须潜镇肝阳以防其冲逆。

初诊以脾肺气虚、水湿泛滥兼肝阳上亢为病机核心，选宣肺健脾、清热利尿之法。方中蜜麻黄为君，宣肺利水以启上源；桂枝通阳化气，助膀胱气化；桑白皮、冬瓜皮、大腹皮、茯苓皮取五皮饮之意，行气利水消肿；连翘清解郁热，萆薢分清泌浊，猪苓、泽泻、滑石、车前子渗湿利尿，共祛中下焦水湿；萹蓄、瞿麦、川木通清利湿热，针对尿赤而设；益母草、白茅根活血利水兼凉血止血，契合血尿病机。全方重在开鬼门、洁净府，兼清湿热，体现"治水当以肺脾为枢"之旨。二诊因阳虚证显，转用温补脾肾法，增入附片、肉桂温肾阳，黄芪、党参健脾气，佐防己、大腹皮利水，体现"病痰饮者当以温药和之"的治则转变，形成温阳化气与利水消肿并重的格局。后期以肾气丸填精固本，辅石韦清利、胎盘粉补益精血，终使尿蛋白渐消，肾功得复。

第六节 痛风

湿热下注证案

李某，男，65岁，2017年8月16日初诊。

主诉：右大趾红肿疼痛，难以行走3天。

现病史：患者平素嗜酒，喜食油腻食物，体检发现血尿酸565μmol/L（正常值：208~428μmol/L）。刻下症见大便黏腻，面部油脂分泌较多，舌红，苔黄腻，脉弦滑数。

西医诊断：痛风（高尿酸血症）。

中医诊断：足痹。

辨证：湿热下注。

治法：清热解毒利湿，祛风通络，活血化瘀止痛。

处方：秦艽10g，黄柏10g，威灵仙30g，土茯苓30g，泽泻10g，薏苡仁30g，车前子30g（包煎），川牛膝30g，苍术10g，萆薢10g。7剂，水煎服。

二诊：红肿消退，疼痛减轻，出现乏力、纳呆。上方加党参10g、白术10g、茯苓15g，以补益脾肾。继服7剂后，疼痛消失。

按语：中医治疗痛风强调辨证论治，根据患者的具体症状和体质选择合适的方剂。在急性发作期，重点在于清热利湿和解毒消肿；而在间歇期和慢性期，则需注重健脾祛湿和益气补肾。此外，结合西医学治疗方法，如药物控制血尿酸水平，可进一步提高治疗效果。本案患者右大趾红肿疼痛，平素嗜酒，喜食油腻，大便黏滞，面部油脂分泌旺盛，舌红苔黄腻，脉弦滑数，证属湿热下注。方中秦艽、黄柏、威灵仙、土茯苓、泽泻、薏苡仁、车前子（包煎）、川牛膝、苍术、萆薢等中药共奏清热利湿、解毒消肿、活血化瘀、通络止痛之效。秦艽具有祛风除湿、清热止痛之效，可缓解痛风所致关节肿痛及炎症反应，其抗炎作用有助于改善关节功能。黄柏功擅清热燥湿、泻火解毒，尤宜湿热蕴结型痛风，通过清利湿热减轻关节炎症。威灵仙长于祛风湿、通经络，能缓解湿热痹阻所致关节疼痛，并促进尿酸代谢产物排泄。土茯苓具解毒除湿、通利关节之效，可降低血尿酸水平，减少尿酸盐沉积，从而缓解痛风症状。泽泻利水渗湿，能促进尿酸排泄，降低体内尿酸浓度。薏苡仁健脾利湿、清热排脓，可改善湿热体质，减轻关节炎症。车前子清热利湿，通过利尿作用促进尿酸排泄。川牛膝善逐瘀通经、通利关节，兼可引药下行，缓解下肢关节疼痛。苍术燥湿健脾、祛风散邪，能改善湿热内蕴状态，调节水液代谢。萆薢利湿去浊、祛风除痹，可缓解关节屈伸不利及疼痛症状。

治疗痛风时，通常以清热利湿、祛风除湿、通络止痛为主要治法，并应根据患者的具体情况进行辨证施治。

第七节 黄褐斑

肝郁脾肾两虚案

王某，女，38 岁，2015 年 4 月 23 日初诊。

主诉： 面部黄褐斑 3 年余。

现病史： 患者于 3 年前无明显诱因出现面部黄褐斑，伴胁肋胀痛、痛经，行经时腰酸，易怒，口苦，舌暗边有瘀斑，苔薄白，脉弦滑。

辨证： 肝郁、脾肾两虚。

治法： 疏肝解郁，活血化瘀，滋补肾阴。

处方： 柴胡 10g，桂枝 10g，当归 10g，白芍 10g，红花 10g，桃仁 10g，牡丹皮 10g，炒栀子 10g。

患者服用本方加减 100 余剂，斑色明显变淡。

按语： 黄褐斑属于中医学"肝斑""黧黑斑""蝴蝶斑"范畴，其形成与肝郁气滞、肾阴不足、血行不畅等因素密切相关。治疗黄褐斑时，中医常采用疏肝解郁、活血化瘀、滋补肾阴等方法。本例患者面部黄褐斑 3 年余，伴胁肋胀痛、痛经、行经时腰酸、易怒、口苦，舌暗边有齿痕、苔薄白边有瘀斑，脉弦滑，证属肝郁血瘀化热兼肾虚。

方中柴胡疏肝助肝用，当归、白芍养血助肝体，桂枝、红花、桃仁温经、活血化瘀，牡丹皮、炒栀子清肝热。全方共奏调肝、健脾、补肾活血之效，以去除黄褐斑。

第八节　脱发

血热兼血虚风燥案

张某，男，35 岁，2004 年 5 月 2 日初诊。

主诉： 脱发，头皮屑较多。

刻下症： 前额及顶部头发干枯、脱落，头皮屑较多，头皮红疹，瘙痒剧烈，舌质略绛，苔薄黄，脉弦。

辨证： 血热、血虚风燥。

治法： 凉血养血，祛风止痒，补阴润燥。

处方： 侧柏叶 25g，何首乌 15g，当归 15g，地肤子 15g，红花 15g，天花粉 15g，霜桑叶 15g，生地黄 15g，玄参 10g，炒栀子 10g，黄芩 10g，赤芍 10g，鸡血藤 20g，白鲜皮 20g，大黄 3g。7 剂，水煎服，每日 1 剂。

外用方：侧柏叶 20g，7 剂，每日 1 剂，煎水洗发。

二诊： 患者服药后前额及顶部发干、脱发、脱皮屑明显好转，头皮痒亦减，舌质稍绛，苔薄，脉弦。继服前方 14 剂，并配合每日以侧柏叶 20g 煎水洗发。

三诊： 患者服药后明显好转，发已不脱，头皮红疹已退，头皮痒已愈，自觉发干，苔薄黄，脉弦。上方加天冬 15g、麦冬 15g，继服 7 剂，并配合每日以侧柏叶 20g 煎水洗发。

四诊： 患者服药后明显好转，发已不脱。继服前方 21 剂，并配合每日以侧柏叶 20g 煎水洗发。

按语： 本例证属血热兼血虚风燥。血热迫血妄行，故见头皮红疹；血热风袭，故见脱发、痒甚、皮屑较多；血热风燥日久，伤及营血，故兼见血虚额顶发干之象；苔薄黄，质稍绛，脉弦，为血热风燥之象。治宜凉血消风止痒、养血补阴润燥。故用炒栀子、黄芩、大黄、侧柏叶凉血清热止血；霜桑叶、白鲜皮、地肤子消风止痒；何首乌、生地黄、玄参、天花粉养血补阴润燥；当归、鸡血藤、赤芍、红花养血活血，取"治风先治血，血行风自灭"之意。二诊药已取效，效不更方，继续服用 14 剂。三诊见发干，为阴液不足表现，故加天冬、麦冬各 15g。四诊诸症好转，效不更方，用 21 剂以巩固疗效。整个疗程贯穿整体治疗与局部治疗相结合原则，侧柏叶具有凉血止血、生发乌发功效，外用于局部可促进毛发生长，故取得良好疗效。

血虚风燥兼肝肾阴虚案

赵某，女，40 岁，2004 年 5 月 23 日初诊。

主诉：脱发 8 年余。

现病史：患者于 8 余年前无明显诱因出现脱发，且白发增多，干性发质，皮肤干燥，两眼睑下暗褐，腰酸，月经正常，末次月经 2004 年 5 月 1 日，苔薄，舌质淡，脉弦细。

辨证：血虚风燥、肝肾阴虚。

治法：养血补血，滋阴润燥，滋补肝肾。

处方：何首乌 15g，生地黄 15g，熟地黄 15g，牡丹皮 15g，地榆 15g，补骨脂 15g，女贞子 15g，当归 15g，川芎 15g，黑芝麻 10g，阿胶 10g（烊化），赤芍 10g，山茱萸 10g，红花 10g，鸡血藤 20g，侧柏叶 20g，甘草 6g，桑叶 6g，防风 3g。7 剂，水煎服，每日 1 剂。另以熟地黄、何首乌各 15g，煎水代茶饮。

外用方：侧柏叶 30g，红花 15g。7 剂，每日 1 剂，煎水洗发 2 次。

二诊：患者服药后脱发稍减，两眼睑下暗褐，腰酸。上方加桑寄生 15g、续断 10g、菟丝子 10g，继服 14 剂。另以熟地黄、何首乌各 15g，煎水代茶饮。继续配合以侧柏叶 30g、红花 15g 煎水洗发，每日 2 次。

三诊：患者服药后脱发、两眼睑下暗褐、腰酸减轻，舌质稍绛，苔薄，脉弦细稍数。上方去熟地黄，改生地黄为 20g，加夏枯草 10g、墨旱莲 10g，继服 14 剂。另以熟地黄、何首乌各 15g，煎水代茶饮。继续配合以侧柏叶 30g、红花 15g 煎水洗发，每日 2 次。

四诊：患者服药后脱发、双眼睑下暗褐、腰酸症状明显减轻，发白减少，继续服上方 30 剂。另以熟地黄、何首乌各 15g，煎水代茶饮。继续配合以侧柏叶 30g、红花 15g 煎水洗发，每日 2 次。痊愈。

按语：本例证属血虚风燥兼肝肾不足。患者血虚风燥不能荣发，故见脱发 8 年月，发质及皮肤干燥；肝肾阴虚，故见发白增多、双眼睑下暗褐、腰酸；舌质淡，苔薄，脉弦细，为血虚风燥兼肝肾阴虚之象。治宜养血补阴润燥，滋补肝肾，乌须生发。方用何首乌、生地黄、熟地黄、阿胶、当归养血补阴润燥；黑芝麻、补骨脂、女贞子、山茱萸滋补肝肾、乌须生发；地榆、鸡血藤、川芎、侧柏叶、赤芍、红花凉血滋阴活血；桑叶、防风疏风；甘草清热解毒、调和诸药。二诊脱发症状稍减，然双眼睑下暗褐、腰酸未减，加桑寄生、续断、菟丝子取"阳中求阴"之意。三诊见舌质稍绛，脉弦细稍数，属阴虚有热，故去熟地黄，避其滋腻助热，生地黄由 15g 增至 20g 以增滋阴清热之力，加夏枯草、墨旱莲各 10g 以加强清肝热之力。四诊后续服 30 剂而愈。熟地黄、何首乌首煎后泡水代茶饮，以增益滋补肝肾、乌须黑发之功；侧柏叶、红花煎水外洗，增强凉血活血、生发乌发之效。内外治历时两个月余，终获痊愈。

湿热兼肝肾不足案

陈某，女，31 岁，2004 年 10 月 3 日初诊。

主诉：痤疮 5 年，口疮反复发作 2 年，脱发 1 年。

刻下症：头皮油腻黏着，大便不畅，舌尖红，苔薄黄白，脉细滑。末次月经 2004 年 9 月 25 日。

辨证：湿热蕴结，肝肾不足。

治法：清热燥湿，凉血解毒通便，养血生发。

处方：生地榆 15g，炒槐花 15g，野菊花 15g，金银花 15g，牡丹皮 15g，连翘 15g，土茯苓 15g，白鲜皮 15g，生地黄 15g，炒莱菔子 15g，败酱草 20g，何首乌 20g，大蓟 10g，小蓟 10g，紫草 30g，黄柏 6g，大黄 3g，玄明粉 3g（冲服）。共 14 剂，水煎服，每日 1 剂。

二诊：痤疮大减，脱发减少，口疮频发，苔薄，脉沉细。上方加生石膏

15g（先煎），继服 7 剂。熟地黄 30g、何首乌 30g、麦冬 15g，煎煮首次后泡水代茶饮。侧柏叶 30g、马齿苋 30g，7 剂，煎水外洗。

三诊：口疮愈，痤疮大减，仍脱发，苔薄，脉沉细。

处方：侧柏叶 25g，何首乌 20g，生地黄 20g，鸡血藤 20g，败酱草 20g，当归 15g，赤芍 15g，土茯苓 15g，霜桑叶 15g，生地榆 15g，炒槐花 15g，大蓟 10g，小蓟 10g，红花 10g，黄柏 6g。14 剂，水煎服，每日 1 剂。

熟地黄 30g，何首乌 30g，麦冬 15g。煎煮取汁，泡水代茶饮。

外用方：侧柏叶 30g，马齿苋 30g。14 剂，煎水外洗。

四诊：痤疮愈，脱发明显减轻，头皮油腻黏着减轻，继续服用上方 14 剂；熟地黄 30g、何首乌 30g、麦冬 15g，煎煮取汁，泡水代茶饮；并配合侧柏叶 30g、马齿苋 30g，每日煎水外洗。脱发愈。

按语：本例证属湿热。血中湿热毒邪发于面，故见痤疮；脾胃湿热上蒸于口，故见口疮，下迫于大肠则见大便不畅；湿热上蒸颠顶，蕴于肌肤，毛发失于荣养而致脱发、头皮油腻黏着；舌尖赤，苔薄黄白，脉细滑为湿热之象。根据"缓则治其本"原则，先治痤疮为主，治宜清热燥湿、凉血解毒通便，辅以养血生发。方中地榆、炒槐花、牡丹皮、大蓟、小蓟、生地黄、紫草凉血活血；野菊花、金银花、连翘清热解毒；黄柏、败酱草、土茯苓、白鲜皮清热燥湿、解毒止痒；炒莱菔子、大黄、玄明粉清热化痰通便，取釜底抽薪之意；何首乌养血通便、乌须黑发。二诊，痤疮大减，脱发减少，口疮频发，故加用生石膏以清胃热治口疮。因脉沉细，为湿热日久伤肾阴，故用熟地黄、何首乌、麦冬泡水代茶饮以治疗脱发。三诊，口疮愈，痤疮大减，仍脱发，处方以治疗脱发为主，兼顾痤疮。本例属脱发与他病（痤疮、口疮）兼见，且他病病程长，本着先病为本、后病为标，"缓则治其本"原则，先治疗本病、先病（痤疮、口疮），待先病缓解后，再治疗标病、后病（脱发），充分体现中医标本缓急理论之指导思想。疗程中，自二诊始配合熟地黄、何首乌、麦冬煎水代茶饮，因本病已好转，逐步转向治疗脱发这一标病，加强滋补肾阴之效；侧柏叶、马齿苋煎水外洗以增强凉血解毒、清热燥湿生发之功。标本兼顾，内外治结合，故获效满意。

第九节　盆腔炎

阴虚内热、痰瘀互结案

患者，女，31岁，2010年12月22日初诊。

主诉：慢性盆腔炎多年，反复发作。

刻下症：左侧少腹痛时发，末次月经2010年12月12日，月经周期正常，白带色黄。苔薄，脉弦缓。

辨证：阴虚内热，痰瘀交结。

治法：滋阴清热，活血利湿通络。

处方：生地黄15g，玄参10g，天花粉10g，蒲公英30g，淡竹叶15g，川木通6g，当归15g，川芎10g，赤芍10g，瞿麦15g，萹蓄15g，炒栀子10g，鸡血藤15g，黄柏6g，益母草15g，路路通6g，制香附10g，制乳香3g，制没药3g，三七粉3g（冲服），生甘草6g。7剂，每日1剂，水煎服。

二诊：患者白带色黄减退，左少腹疼痛减轻，时有隐痛。B超提示左腹畸胎瘤术后复发，大小1.7cm×1cm。苔薄，脉细。上方加浙贝母15g、生牡蛎30g（先煎），继服14剂。

三诊：患者服药后慢性盆腔炎症状减轻，白带少，偶见白带色黄，少腹不凉而喜暖，末次月经2011年2月3日。苔薄，脉细。

处方：生地黄15g，山茱萸10g，牡丹皮10g，茯苓15g，山药15g，泽泻10g，忍冬藤15g，蒲公英30g，桂枝6g，橘核6g，荔枝核6g，炒小茴香6g，益母草10g，制乳香3g，制没药3g，当归15g，川芎10g，炒白芍10g，延胡索10g。7剂，水煎服，每日1剂。

四诊：患者服药后慢性盆腔炎症状显著减轻，末次月经2011年2月3日。苔薄，脉滑缓。

处方：生地黄15g，山茱萸10g，牡丹皮10g，茯苓15g，山药15g，泽泻 10g，丹参 15g，赤芍 10g，忍冬藤 15g，连翘 10g，蒲公英 30g，桂枝 6g，橘核 6g，荔枝核 6g，炒小茴香 6g，益母草 10g，制乳香 3g，制没药 3g，三七粉 3g（冲服）。7 剂，水煎服，每日 1 剂。

按语： 对于盆腔炎急性发作，刘燕池教授延续其一贯思路，以滋补肝肾之阴、清热解毒凉血为主，佐以活血化瘀、淡渗利湿和行气止痛。方中生地黄、玄参、赤芍滋阴清热凉血，辅以天花粉、蒲公英、炒栀子、黄柏清热解毒燥湿。湿性重着趋下，用川木通、淡竹叶、瞿麦、萹蓄淡渗利湿，使湿从小便走。瘀血不净，新血不生。在祛邪的同时，养血活血、调和月经亦是刘燕池教授治疗本病的重心，故在初诊和二诊中，以当归、川芎补血养血行血；路路通、鸡血藤活血通络；制乳香、制没药、三七粉行气活血散瘀。经服上药，患者慢性盆腔炎症状已得到明显改善，但因病由来已久，表里俱病，正气不足导致湿热痰瘀胶结，是本病反复发作的根本原因。若不固本，易祛邪留虚，必将复发。故从三诊开始，刘燕池教授以六味地黄丸合桂枝、炒小茴香，取金匮肾气丸之法温补肾气，使湿得化，瘀滞得通。

第十节　过敏性鼻炎

外邪内郁，肺、胃、肝热盛案

患者，男，48 岁，2015 年 5 月 14 日初诊。

主诉： 患过敏性鼻炎 5 年。

刻下症： 鼻塞鼻痒，流清涕，咽痒，食羊肉、饮白酒加重，春秋季多发，口苦、多食。舌红有瘀斑，苔薄黄，脉弦滑数。

辨证： 外邪内郁，肺胃肝热盛。

治法： 宣解透达，清解郁热，养阴生津。

处方： 辛夷 10g，炒苍耳子 3g，荆芥 6g，防风 3g，金银花 10g，连翘 10g，牛蒡子 6g，蝉蜕 6g，五味子 10g，乌梅 6g，生石膏 15g，知母 10g，炒栀子 10g，牡丹皮 15g，紫草 30g，川黄连 6g，锦灯笼 10g，木蝴蝶 6g，沙参 15g，麦冬 15g，生石斛 30g。7 剂，水煎服，早晚分服。

二诊：患者述服药后症状大减，自行抓药 14 剂继服。鼻塞鼻痒、咽部不适、口苦均减轻，纳可，偶有清涕。薄黄苔退，瘀斑减。

处方：辛夷 10g，炒苍耳子 3g，荆芥 6g，防风 3g，金银花 10g，连翘 10g，牛蒡子 6g，蝉蜕 6g，五味子 10g，乌梅 6g，锦灯笼 10g，木蝴蝶 6g，沙参 15g，麦冬 15g，生石斛 30g。7 剂，水煎服，早晚分服。

按语：本例属外邪内郁、肺胃肝热盛引发的过敏性鼻炎。鼻痒、咽痒为肝经郁热上扰所致；清涕为风寒外束，肺经郁热，寒热交会所化；饮食辛燥酒肉诱发急性加重，此为胃火；舌质有瘀斑，此为血热化瘀；苔黄、脉弦滑数为热盛。药选荆芥、防风辛温宣达，牛蒡子、蝉蜕辛凉透表、利咽止痒，辛温与辛凉合用，共奏宣达郁热之效；合以石膏、知母清肺胃热，栀子清肝热，黄连清胃热；久病入络，合以牡丹皮、紫草清热凉血；金银花、连翘清热解毒，透热转气，共奏宣解透达和清解郁热之功。锦灯笼、木蝴蝶既能清热又能利咽止痒，苍耳子、辛夷通达鼻窍，合以加味过敏煎固表防敏。沙参、麦冬、生石斛是刘燕池教授养阴生津的经典药物组合。二诊时薄黄苔退、舌质瘀斑减，鼻咽部不适症减，可见郁热证减，去石膏、知母、栀子、黄连等清热之品，以透达为主，更进 7 剂。

近 10 年来，过敏性疾病的发病率有逐渐升高的趋势，刘燕池教授认为这可能与现代人饮食结构改变关系更为密切——嗜食肥甘厚味且外源性人工合成的生长激素摄入较多。生长激素是人体内一种肽类激素，可以促进人体的生长、发育和成熟，对人体内的物质代谢和自身免疫力具有调控作用，其作用类似中医的元气，人为摄入过多可能导致相火妄动、郁火内生，进而耗气伤阴。西医学尚未明确外源性生长激素过度摄入与人体过敏反应之间的作用机制。除却饮食结构外，现代人作息不规律，导致阳不入阴、阴伤阳亢，生活节奏快、工作压力大，都是引起"郁热内伏"体质的因素，更易诱发过敏性疾病。因此，因人、因时、因地看待古人诊疗经验和学术思想，才能最大限度发挥中医药在治疗过敏性鼻炎中的作用。

第十一节　咳嗽

小儿咳嗽痰黄难咳案

张某，男，7 岁，2004 年 6 月 25 日初诊。

主诉：咳嗽、咳黄痰 3 天。

现病史：患儿 3 天出现咳嗽，痰黄难出，流浊涕。1 天前夜晚呕吐 1 次，低热，体温 37.8℃。刻下症见咳嗽欲呕，尿短黄，苔薄黄，脉弦滑。

辨证：风热束肺，兼胃热津伤。

治法：宣散风热，清肺化痰止咳，清胃生津止呕。

处方：辛夷 6g，浙贝母 6g，炙枇杷叶 6g，金银花 10g，连翘 6g，化橘红 6g，桔梗 6g，葶苈子 6g，杏仁泥 6g，蜜麻黄 3g，生石膏 10g（先煎），鱼腥草 10g，淡竹茹 10g，芦根 10g，黄芩 6g。3 剂，水煎服，每日 1 剂。

二诊：6 月 26 日复感风寒而发热，刻下症见体温下降，咳嗽痰白黏，鼻塞，流清涕，口干咽痒，尿黄，苔薄黄中心退，脉滑。

处方：生地黄 6g，浙贝母 6g，辛夷 6g，蜜麻黄 3g，生石膏 10g（先煎），鱼腥草 10g，杏仁泥 10g，金银花 10g，连翘 6g，荆芥 3g，防风 3g，陈皮 6g，桑白皮 10g，桔梗 6g，黄芩 6g，生甘草 3g，板蓝根 10g，蝉蜕 3g。

服 5 剂而愈。

按语：本例证属风热束肺，兼胃热津伤。风热束肺，故见低热（体温 37.8℃），咳嗽，流浊涕；热伤肺津，炼津为痰，故见痰难出，尿短黄；胃热气逆，故见欲呕；苔薄黄，脉弦滑均为肺胃热盛，炼津为痰之象。治宜宣散风热，清肺化痰止咳，清胃生津止呕。故用辛夷、金银花、连翘宣散风热，浙贝母、炙枇杷叶、化橘红、桔梗、葶苈子化痰止咳，杏仁泥、蜜麻黄、生石膏、鱼腥草、黄芩清肺止咳，淡竹茹、芦根清胃生津止呕。二诊时风热、肺热已稍退，故苔薄黄中心退，咳嗽痰白黏，尿黄，但又外感风寒，故见鼻塞流清涕，咽痒；病程已达 6 天，虽肺热退但已津伤血热，故见口干。治宜疏散风寒，清肺化痰止咳，凉血养阴生津。故在原方基础上去竹茹、芦根，加荆芥、防风疏散风寒，加蝉蜕疏风止痒，加板蓝根、生地黄重在清热利咽，凉血养阴；陈皮易化橘红重在理气化痰；桑白皮易蜜枇杷叶、葶苈子重在泻肺利水化痰。刘燕池教授治外感风寒独到之处在于寒温并用，且散寒药量轻，如金银花 10g、连翘 6g、荆芥 3g、防风 3g，是虑其内热，防散寒药助内热也，不可不知。

小儿咳嗽痰多质清多泡沫案

王某，男，5 岁，2004 年 12 月 5 日初诊。

主诉：感冒后咳嗽 20 余天。

现病史：患儿平素乳食不节，20 余天前因感冒引发咳嗽，夜间加重，痰多色白、质清稀、多泡沫，无寒热，口干，大便干，舌质红绛，脉弦滑。

辨证：寒饮伏肺，血热津伤。

治法：凉血清热养阴，温肺化饮止咳。

处方：生地黄 5g，玄参 5g，浙贝母 5g，苦杏仁 5g，桑白皮 5g，炙枇杷叶 5g，桔梗 3g，细辛 1g，干姜 1 片，玄明粉 1g（包冲）。

服 7 剂而愈。

按语：本例证属寒饮伏肺，血热津伤。患儿感冒后咳嗽，20 余天未愈，说明余邪未尽；痰多色白质清稀多泡沫、脉弦滑为寒饮邪气伏肺。平素乳食不节，内热由生；咳嗽夜重、舌质红绛、口干、大便干为内热耗津，阴虚血热之表现。治宜凉血清热养阴，温肺化饮止咳。方中生地黄、玄参凉血清热养阴；浙贝母、杏仁泥、桑白皮、炙枇杷叶、桔梗清肺化痰止咳；细辛、干姜温肺化饮；玄明粉通便。诸药合用，寒温并施，体现"有是证用是药"之学术思想，故疗效显著。

青年咳嗽痰多色白案

王某，女，25 岁，2004 年 4 月 25 日初诊。

主诉：咳嗽，痰多色白，胸闷 10 余日。

刻下症：咳嗽，咽痒，痰多色白，胸闷，大便稍干，尿不黄，舌质暗紫，苔薄，脉弦滑。

辨证：肺热津伤，血热痰凝。

治法：清热凉血，化痰通便。

处方：生地黄 15g，玄参 10g，浙贝母 15g，牡丹皮 15g，桑白皮 15g，炙枇杷叶 15g，桔梗 10g，杏仁泥 15g，全瓜蒌 15g，芥子 6g，蝉蜕 6g，射干 10g，胖大海 10g，黄芩 10g，炒栀子 10g，霜桑叶 6g，玄明粉 3g（包冲），炒莱菔子 15g。

服 7 剂而愈。

按语：本例证属肺热津伤，血热痰凝。患者 25 岁，外企职员，平素工作紧张，属血热阴虚之体。肺热气逆故咳嗽；肺热致津液不布，凝而为痰，不得下输大肠，故见痰多色白、胸闷、大便稍干、脉弦滑。虽痰多色白，但不可作寒痰论。血热津伤，血行瘀滞，故见苔薄、舌质暗紫；咳嗽 10 余日，余邪未尽，故咽痒。治宜清热凉血，化痰通便。方中生地黄、玄参、浙贝母、粉丹皮、黄芩、炒栀子清热凉血养阴兼活血；桑白皮、炙枇杷叶、桔梗、杏仁泥、全瓜蒌、芥子、胖大海、射干、霜桑叶清热化痰、止咳利咽；蝉蜕疏风止痒；玄明粉、炒莱菔子化痰通便。方证对应，故获显著疗效。

围绝经期慢性咽炎咳嗽少痰案

董某，女，48 岁，2004 年 6 月 23 日初诊。

主诉：咽痒咳嗽 3 天。

现病史：患者有慢性咽炎病史，刻下症见咽部堵塞感，咽痒，微咳，有少量痰，难咳，大便干，舌红绛，苔薄黄，脉弦缓。

辨证：痰凝气阻，血热阴虚。

治法：化痰理气，通便，清热凉血养阴。

处方：生地黄 15g，玄参 15g，浙贝母 15g，桑白皮 10g，葶苈子 10g，芥子 6g，黄芩 10g，北沙参 15g，麦冬 15g，蝉蜕 6g，木蝴蝶 6g，射干 10g，胖大海 15g，炒栀子 10g，焦槟榔 10g，焦山楂 10g，焦麦芽 10g，焦神曲 10g，酒大黄 3g，淡竹叶 6g，生甘草 6g。

加减服用 20 余剂而愈。

按语：本例证属痰凝气阻，血热阴虚。一般认为慢性咽炎属于痰凝气阻证，故可见微咳、咽部堵塞感、咽痒、有少量痰而难咳。本案患者为 48 岁女性，正值围绝经期，属阴虚血热，故可见大便干、舌红绛、苔薄黄、脉弦缓。治宜化痰理气，通便，清热凉血养阴。方中浙贝母、桑白皮、葶苈子、芥子、木蝴蝶、射干、胖大海、淡竹叶化痰利咽；生地黄、玄参、沙参、麦冬、炒栀子养阴清热凉血；焦槟榔、焦山楂、焦麦芽、焦神曲、酒大黄化痰理气、通便；生草解毒调和诸药。诸药合用，共奏佳效。

老年咳嗽痰黏案

李某，男，86 岁，2004 年 2 月 26 日初诊。

主诉：咳嗽咳痰 3 天。

现病史：患者于 3 天前外感后出现咳嗽，咽痛，痰黏，流清涕，无寒热，口干，大便 3 日未行，苔根黄白，脉弦滑。

辨证：内热外寒。

治法：宣肺清热，化痰通便，益气养阴，凉血止咳。

处方：辛夷 10g，桑白皮 10g，陈皮 10g，桔梗 10g，太子参 10g，生地黄 15g，玄参 10g，浙贝母 15g，射干 10g，杏仁 10g，蝉蜕 6g，鱼腥草 10g，牛蒡子 10g，黄芩 10g，瓜蒌 15g，炒莱菔子 10g，玄明粉 3g（包冲）。

服 4 剂而愈。

按语：本例证属内热外寒。外感风寒初期，外邪束肺，肺气不利，故见咳嗽、流清涕；患者年逾八旬，生理性气阴减退，正邪斗争不剧烈，故无寒热；肺热伤津，津亏血热，故口干；内热盛，炼津为痰，故痰黏；大肠热盛兼气阴亏虚，故大便 3 日未行；苔黄白、脉弦滑为内热外寒之象。本例虽属外感初期，但虑及患者年事已高，故以宣肺清热、化痰通便、益气养阴、凉血止咳为治法。方中辛夷、蝉蜕、桔梗、杏仁宣肺通鼻窍；桑白皮、射干、牛蒡子、黄芩、全瓜蒌、鱼腥草清肺化痰、止咳利咽；炒莱菔子、玄明粉化痰下气通便；太子参、生地黄、玄参、浙贝母益气养阴、凉血止咳。故效如桴鼓。

第十二节　胃脘痛

萎缩性胃炎气阴亏虚、胃热内蕴案

侯某，女，69 岁，2012 年 2 月 13 日初诊。

主诉： 后半夜胃脘部灼痛伴恶心 3 天。

现病史： 患者常于后半夜发作胃脘痛，伴恶心，食则痛止。曾行 3 次胃镜检查诊为慢性萎缩性胃炎伴重度肠化生。刻下症见口气重，口干，口苦，苔少且薄黄，脉细。

辨证： 气阴亏虚，胃热内蕴。

治法： 滋阴清热，益胃生津。

处方： 生地黄 15g，玄参 10g，沙参 15g，麦冬 15g，石斛 15g，木香 6g，砂仁 6g（后下），炙黄芪 15g，党参 10g，茯苓 15g，炒白术 15g，海螵蛸 15g（先煎），炒莱菔子 15g，浙贝母 10g，牡丹皮 10g，黄连 6g，陈皮 10g，竹茹 15g，炒枳实 6g，延胡索 10g，白及 10g，栀子 10g，炙甘草 6g。7 剂，水煎服，每日 1 剂。

二诊： 夜间胃脘灼痛减轻，苔薄黄，脉细。

处方： 沙参 15g，麦冬 15g，石斛 15g，木香 6g，砂仁 6g（后下），炒莱菔子 15g，浙贝母 10g，牡丹皮 10g，黄连 6g，陈皮 10g，竹茹 15g，炒枳实 6g，延胡索 10g，炒栀子 10g，海螵蛸 15g（先煎），豆蔻 6g，广藿香 15g，佩兰 10g，香附 10g，法半夏 6g，三七粉 3g（冲服）。7 剂，水煎服，每日 1 剂。

三诊： 患者后半夜恶心症状消失，仍胃脘痛，进食后缓解，苔薄，脉细。

处方： 沙参 15g，麦冬 15g，生石斛 15g，党参 10g，炙黄芪 10g，茯苓 15g，炒白术 15g，怀山药 15g，炒枳壳 10g，煅龙骨 30g（先煎），煅牡蛎 30g（先煎），木香 6g，砂仁 6g（后下），北柴胡 10g，延胡索 10g，炒白芍

10g，制香附 10g，制厚朴 6g，海螵蛸 15g（先煎），浙贝母 10g，炒川楝子 10g，冬瓜仁 30g，三七粉 3g（冲服）。7 剂，水煎服，每日 1 剂。

四诊：胃脘痛症减，进食后缓解，苔中心薄黄，脉细。

处方：沙参 15g，麦冬 15g，石斛 30g，炙黄芪 10g，党参 10g，茯苓 15g，炒白术 15g，栀子 10g，海螵蛸 15g（先煎），浙贝母 10g，香附 10g，黄芩 10g，当归 10g，白芍 15g，川楝子 10g，柴胡 10g，三七粉 3g（冲服）。7 剂，水煎服，每日 1 剂。

按语：该患者以后半夜胃脘部灼痛伴恶心为主诉就诊，伴有口干、口苦，且口气重。胃镜检查诊断为萎缩性胃炎伴重度肠化生。中医诊断为胃脘痛，证属胃气阴亏虚，兼有胃热蕴盛，胃气上逆。治疗以养阴清热、益胃生津、和胃降逆止痛为要。处方以一贯煎加石斛、玄参为主，以滋养肝胃之阴，生津清热；再以香砂六君子汤健脾和胃，补益脾胃。患者胃脘灼热疼痛伴恶心，口干口苦，口气重，取黄连温胆汤之意，加炒栀子、黄连、淡竹茹、枳实以清解胃中蕴热，降气止逆。对于胃脘部疼痛，刘燕池教授喜用乌贝散（海螵蛸、浙贝母）加延胡索以和肝敛酸止痛；海螵蛸与白及相须而用（乌及散），收敛止血生肌，可以预防并治疗胃出血；牡丹皮清热，亦可凉血活血；最后以 3g 三七粉收尾，三七有化瘀止血、活血止痛之效，被视为治血证之良药，有"止血而不留瘀，化瘀而不伤正"的特点。萎缩性胃炎病程长，必有留瘀，因瘀而又有出血可能，因此治疗时需考虑活血、止血。刘燕池教授对三七粉的少量长期应用，更是体现了其既病防变的思想。

第十三节　泄泻

脾气虚弱，湿热内蕴案

吴某，男，41 岁，2011 年 12 月 4 日初诊。

主诉：腹泻 2 年余。

现病史：患者无明显诱因出现泄泻 2 年余，刻下症见脘腹痞胀，泄泻，日 3~4 行，目赤干涩，苔薄黄，脉弦细、右滑。

辨证：脾气虚弱，湿热内蕴。

治法：升提脾气，清热祛湿。

处方：葛根 15g，生黄芪 10g，升麻 10g，柴胡 6g，党参 10g，茯苓 15g，炒白术 20g，炒黄芩 10g，黄连 6g，炒苍术 10g，陈皮 10g，生甘草 3g，炒栀子 6g，薄荷 6g，密蒙花 10g，青葙子 10g，杭菊花 10g，夏枯草 15g，生石斛 15g，煅龙骨 30g（先煎），石榴皮 10g，炒薏苡仁 30g。7 剂，每日 1 剂，水煎服。

二诊：泄泻大愈，晨泻 2 次成形，目干咽干，喜凉饮，苔薄，脉弦细。

处方：黄连 6g，龙胆 6g，密蒙花 10g，青葙子 10g，炒栀子 10g，射干 10g，知母 10g，炒黄芩 10g，茯苓 10g，柴胡 10g，泽泻 10g，车前子 10g，夏枯草 15g，生地黄 15g，炒白术 15g，桑叶 15g，生石膏 15g，石斛 15g，当归 15g，葛根 15g。

按语：泄泻的基本病机为脾胃虚弱和湿盛，导致肠道功能失调。正如《医宗必读》所言："无湿不成泻。"湿可夹寒、夹热、夹滞。久泻多虚，多因脾虚不运而生湿，湿邪困脾加重脾虚，两者交织为病。刘燕池教授治疗泄泻时，常取补中益气汤、参苓白术散和葛根芩连汤三方加减。本案以葛根、升麻、生黄芪、柴胡升提脾气；黄芩、黄连清热燥湿而止泻痢；党参、苍术、白术、茯苓、陈皮、炒薏苡仁健脾补中渗湿；泽泻、车前子利水祛湿；煅龙骨、石榴皮等涩肠固精止泻。患者泄泻日久，阴津必伤，故以生石斛 15g 滋阴清热，炒栀子、薄荷、杭菊花、夏枯草、密蒙花、青葙子清肝明目。一方之中，同时兼顾升提、健脾、清热、渗湿、收涩、滋阴等法，使病程达 2 年余的泄泻经治而愈。

第十四节　便秘

肝郁化火腑气不通案

刘某，女，43 岁，2012 年 4 月 8 日初诊。

主诉： 便秘 3 天。

刻下症： 呃逆，便秘不畅，脘腹胀痞，乏力，易怒急躁，苔薄，脉弦滑缓。末次月经 2012 年 3 月 25 日。

辨证： 肝郁化火，腑气不通。

治法： 疏肝清热，润肠通便。

处方： 北柴胡 10g，炒栀子 10g，炒黄芩 10g，炒白芍 10g，法半夏 6g，薄荷 6g，炒枳实 6g，制厚朴 6g，郁金 10g，香附 10g，菊花 15g，茯苓 15g，南沙参 15g，当归 15g，生石膏 15g，陈皮 15g，竹茹 15g，炒莱菔子 15g，石斛 15g，瓜蒌子 30g，甘草 6g。7 剂，水煎服，每日 1 剂。

二诊： 患者服药后诸症大减，呃逆、便秘缓解，情志舒展，乏力亦减，苔薄，脉细。

处方： 干姜 3g，炒枳实 6g，法半夏 6g，制厚朴 6g，薄荷 6g，生甘草 6g，郁金 10g，制香附 10g，炒白芍 10g，炒白术 10g，北柴胡 10g，知母 10g，炒栀子 10g，炒黄芩 10g，杭菊花 15g，陈皮 15g，淡竹茹 15g，茯苓 15g，生石膏 15g，全当归 15g，炒莱菔子 15g，生石斛 15g，生地黄 15g。7 剂，水煎服，每日 1 剂。

按语： 刘燕池教授认为患者因工作生活压力大，容易气郁上火，导致便秘，用黄连温胆汤加减。若热盛，可加强清热之力，如栀子、生石膏、知母等；同时增加滋阴生津之品，如当归、白芍、生石斛、生地黄等，以濡润肠道。配合通调气机的厚朴、枳实，以及消食下气的莱菔子，润肠通便的瓜蒌子、火麻仁等，通常药到病除。若便秘不能缓解，则加 3g 玄明粉，单独冲服于煎药中，中病即止。

第十五节 阳痿

肾阳不足、气滞血瘀案

患者，男，32岁，2015年6月14日初诊。

主诉： 阳痿、早泄7年余。

现病史： 患者患阳痿、早泄持续7年余，经超声检查发现附睾囊肿、精索静脉曲张。精液检查示白细胞、红细胞满视野。刻下症见少腹及阴部隐痛，腰部酸痛，因疾病困扰致情志抑郁，胸胁胀痛，阴茎色淡暗，龟头凉，会阴胀，面色晦暗，舌质紫暗，苔黄腻，脉沉细滑。

西医诊断： 勃起功能障碍。

中医诊断： 阳痿。

辨证： 肾阳不足，气滞血瘀。

治法： 温补肾阳，疏肝理气，活血化瘀。

处方： 北柴胡10g，炒苍术10g，黄柏6g，生薏苡仁30g，桑寄生15g，川续断10g，菟丝子10g，山茱萸10g，淫羊藿15g，韭菜子30g，巴戟天15g，生地黄15g，延胡索10g，制香附10g，知母10g，郁金10g。7剂，水煎服，每日1剂。

二诊： 患者自述勃起好转，少腹及阴部隐痛、腰痛均大减，心情开朗，龟头凉减，舌质红，苔薄白，脉沉细。继服原方14剂。

三诊： 患者自述基本能进行正常性生活，诸疼痛症状愈。

按语： 从病因病机来看，初诊时患者主要有"虚""郁""瘀""痰""湿"5种病理因素。"虚"在于肾阳不足，命门火衰，精气虚冷，宗筋无以作强；腰为肾之府，肾阳不足则失于温煦，故勃起无力、少腹阴部隐痛、腰部疼痛。"郁"在于患者心情抑郁，故见胸胁胀痛、会阴胀满；肝经绕阴器而行，主束宗筋，肝气郁结则气血运行不畅，血不达于宗筋，则宗筋失养，故痿软无力。"瘀"主要体现在阴茎色淡暗，瘀在体内，现于局部皮肤。"痰""湿"主要体现在苔黄腻，脉沉细滑。

治宜温补肾阳，疏肝理气，活血化瘀。淫羊藿、巴戟天、韭菜子三药合用，温补肾阳之力尤著，直补命门之火，兼能强筋起痿。菟丝子、桑寄生、川续断补肾益精，强腰膝，兼顾肝肾精血化生。山茱萸补肝肾而固精。北柴胡、制香附、郁金疏肝解郁，条达气机，使肝气畅则宗筋得舒。加延胡索可活血行气止痛，与郁金相配，化瘀通络。生地黄、知母、黄柏滋阴润燥，清虚热。炒苍术、生薏苡仁健脾燥湿，运化中焦，既防湿浊下注阻滞气机，又助气血生化之源。